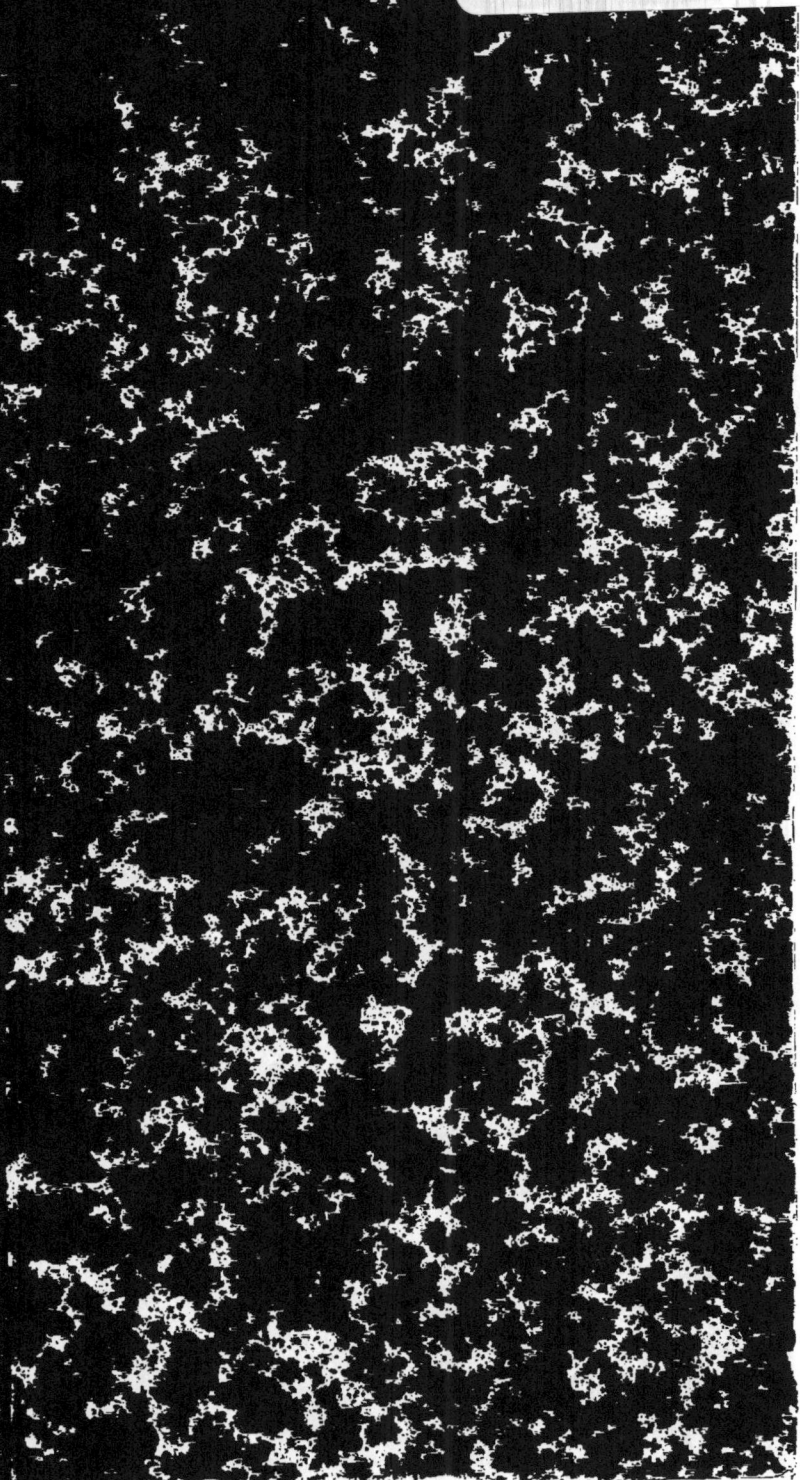

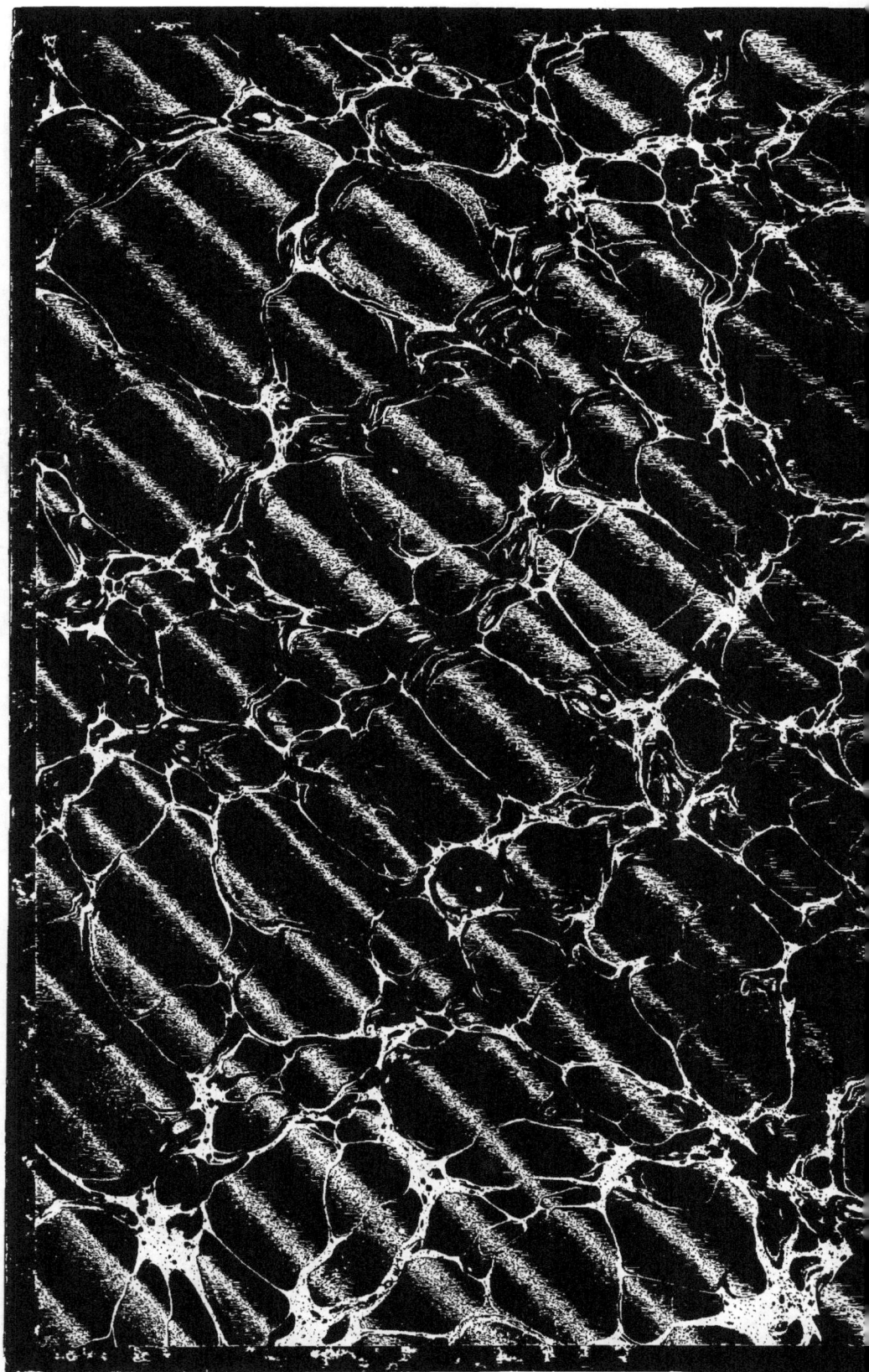

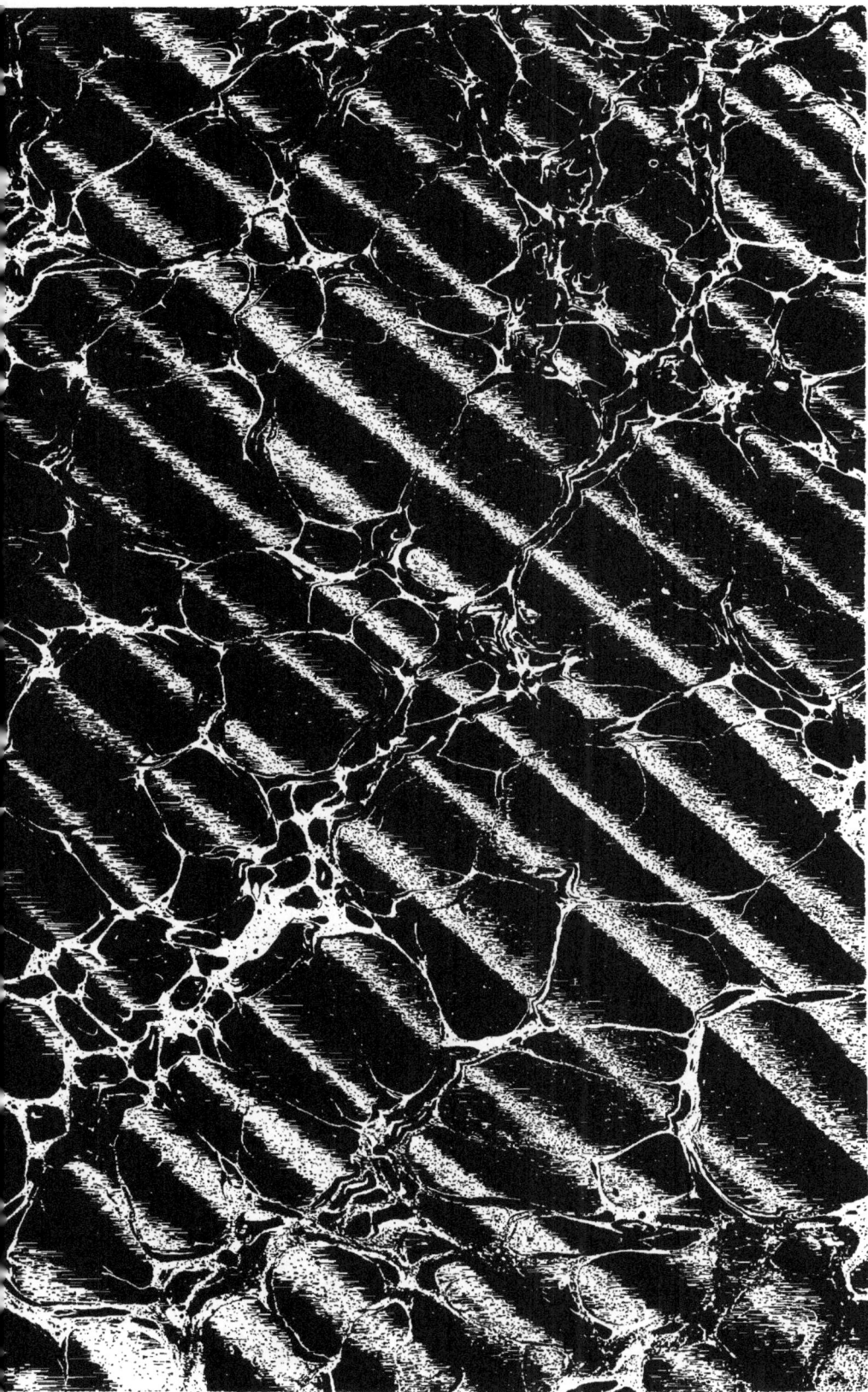

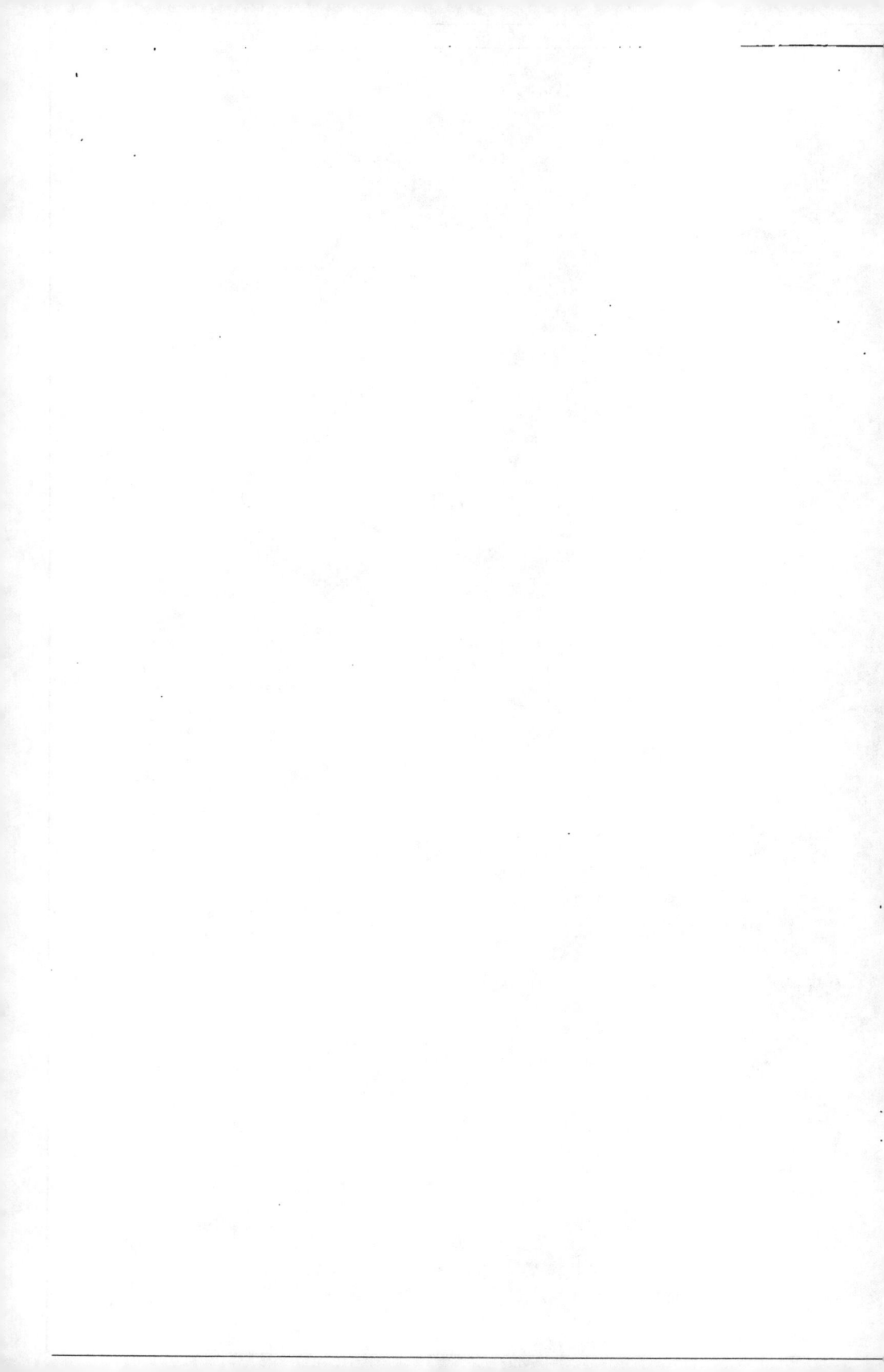

RECHERCHES

TÉRATOLOGIQUES

SUR

L'APPAREIL SÉMINAL DE L'HOMME

PARIS. — IMPRIMERIE DE J. CLAYE

RUE SAINT-BENOIT, 7

RECHERCHES

TÉRATOLOGIQUES

SUR

L'APPAREIL SÉMINAL DE L'HOMME

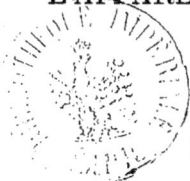

PAR

ERNEST GODARD

DOCTEUR EN MÉDECINE, ANCIEN INTERNE DES HOPITAUX DE PARIS,
MEMBRE DE LA SOCIÉTÉ DE BIOLOGIE, DE LA SOCIÉTÉ D'ANTHROPOLOGIE,
DE LA SOCIÉTÉ ANATOMIQUE,
MEMBRE CORRESPONDANT DE L'ACADÉMIE DE MÉDECINE DE MADRID.

———— ◦ ————

PARIS

LIBRAIRIE DE VICTOR MASSON

PLACE DE L'ÉCOLE-DE-MÉDECINE

1860

RECHERCHES

TÉRATOLOGIQUES

SUR

L'APPAREIL SÉMINAL DE L'HOMME

INTRODUCTION[1]

Lorsqu'on envisage d'une manière générale le rôle physiologique des différents parenchymes glandulaires de l'homme pendant la vie intra et extra-utérine, on voit bientôt que ces organes peuvent être rangés en trois groupes bien distincts :

Les uns n'ont évidemment d'action que durant la vie intra-utérine;

Les autres, formés pendant la vie fœtale, ne jouent d'une manière complète le rôle utile auquel ils sont destinés qu'à partir de la naissance et durant toute la vie extra-utérine, bien que plusieurs d'entre eux aient déjà commencé à fonctionner pendant la période intra-utérine;

Le dernier groupe, enfin, comprend les glandes dont la sécrétion offre ceci de tout spécial, qu'elle commence lorsque le corps

---

1. Je crois devoir rappeler qu'une portion de la première partie de ce mémoire est la reproduction de la thèse inaugurale que j'ai soutenue le 26 août 1858, devant la Faculté de Paris. Cette thèse était intitulée : *Études sur l'absence congéniale du testicule.*

est arrivé à son développement presque complet, et qu'elle cesse, chez l'homme du moins, à une période assez éloignée du terme habituel de la vie. .

Les organes n'ayant de fonctions que pendant la vie intra-utérine sont : les corps de Wolff, que l'on croit destinés à sécréter un liquide sur lequel on ne connaît rien de précis[1] ; et le thymus[2], corps glanduleux, dont le rôle physiologique a été diversement expliqué par les auteurs [3].

1. Les corps de Wolff ont été découverts par l'anatomiste dont ils portent le nom. (*Voy.* Wolff, *De formatione intestinorvm præcipve, tvm et de amnio spvrio aliisqve partibvs embryonis gallinacei nondvm visis. Observationes in ovis incvbatis institvtæ in Novi Commentarii Academiæ scientiarvm imperialis Petropolitanæ,* Petropol., Anno MDCCLXVI et MDCCLXVII, in-4, t. XII, p. 403; Anno MDCCLXVIII, t. XIII, p. 478, et *Theoria generationis,* Halæ ad Salam, MDCCLXXIV, in-8, p. 132.)

Wolff les regardait comme les rudiments des reins. — Oken les a montrés chez les mammifères.

Plus tard, ils ont été étudiés par Meckel; — Rathke (*Beiträge zur Geschichte der Thierwelt*, t. I et t. IV; et *Abhandl. zur Bildungs und Entwicklungsgeschichte*); — Muller (*De genitalium evolutione*, Halle, 1815; et *Meckels Archives,* 1829); — Valentin (*Entwicklungsgeschichte*, t. I, p. 63); — M. Coste (*Annales d'anatomie et de physiologie,* Paris, 1839, in-8, t. III, p. 321); et M. Follin (*Recherches sur les corps de Wolff.* Thèse inaugurale, Paris, 1850, in-4).

Pour Jacobson (*Die Okenschen Kœrper oder die Primordalmeren,* Copenhague, 1830, p. 4); — Muller (*Bildungsgeschichte der Genitalien,* p. 194, 107, et *Manuel de Physiologie,* Paris, 1845, in-8, 1re édit., t. II, p. 740); — Burdach (*Traité de Physiologie,* Paris, 1838, in-8, t. III, p. 565); et M. Coste (*Annales françaises et étrangères d'Anatomie et de Physiologie,* Paris, 1839, in-8, t. III, p. 332); — Ces corps seraient des organes sécrétoires versant dans le cloaque un liquide dont on ignore les usages.

2. Tout au contraire, d'après Simon, qui a adopté les idées de Becker et d'Haugsted, le thymus ne serait point un organe fœtal, son activité ne commencerait qu'à la naissance, et appartiendrait aux premiers mois de la vie. (*Voy.* le rapport de M. Flourens, sur un mémoire imprimé de M. Simon, ayant pour titre : *Essai physiologique sur le thymus,* dans les *Comptes rendus* de l'Académie des sciences, Paris, 1845, in-4, vol. XX, p. 1785.)

3. A l'appui de ce que je viens de dire, je crois devoir rappeler succinctement les principales opinions émises sur les fonctions du thymus.

Philippe Verheyen (*Resp. ad exercitationem anatomicam de thymo,* Louvain, 1706, in-4, et dans Haller, *Diss. anat.,* t. II, p. 455], et plus tard Caldani, ont pensé que cette glande servait à l'élaboration de la lymphe avant qu'elle soit transportée par des canaux particuliers dans le canal thoracique.

W. Hewson (*Medical and Philosophical Commentaries, by a Society of Physicians in Edinburgh,* London, MDCCLXXIV, in-8, vol. I, p. 99) a montré que cet organe avait pour usage de sécréter une humeur particulière, qui, en pénétrant dans la masse du sang, en facilitait l'assimilation.

Tyson (*London Med. and Surgical Journal,* january 1833) a cru que chez le fœtus il détournait des poumons le sang qui après la naissance se porte vers ces organes.

Pour L. Picci (*Annali universi di med.,* sept. 1843; analysé dans les *Archives générales de Médecine,* Paris 1844, in-8, 4e série, vol. V, p. 97), le thymus est un organe qui

Seulement, tandis que les corps de Wolff s'atrophient très-certainement dans les premières semaines de la vie intra-utérine[1], le thymus paraît avoir une fonction plus durable ; car, d'après les opinions admises le plus généralement, il commence à diminuer de volume une année après la naissance, pour disparaître complétement vers la dixième année[2].

suppléе mécaniquement le poumon ; il maintient les rapports de proportion nécessaires dans le développement de la poitrine relativement aux poumons chez le fœtus avant la naissance, et le développement des poumons relativement au thorax après la naissance. Il prend d'autant plus de développement chez le fœtus, que les poumons en prennent moins, et chez le nouveau-né il leur offre d'autant plus d'espace, qu'il va lui-même en s'atrophiant. En effet, chez l'adulte, le thorax se modèle parfaitement sur les poumons, tandis que dans un âge plus tendre, c'est le thymus qui se modèle à leur place sur le thorax. Pour M. Ripault, le rôle du thymus serait mécanique, il servirait à modérer l'extension du poumon, il formerait une sorte de régulateur relativement à ce développement, et cette action aurait lieu pendant la vie fœtale. (Voy. Archives générales de Médecine, Paris, 1846, in-8, 4e série, vol. X, p. 70.)

D'après M. Simon, la fonction du thymus ne serait autre chose qu'une séquestration organisatrice des matières nutritives, action qui aurait une analogie intime avec la formation ordinaire de la graisse. (Voy. le rapport de M. Flourens sur un mémoire imprimé de M. Simon ayant pour titre : Essai physiologique sur le thymus, dans les Comptes rendus de l'Académie des sciences, Paris, 1845, in-4, vol. XX, p. 1739.)

Enfin, dans un ouvrage récent sur la physiologie du thymus à l'état de santé et de maladie, Alexandre Friedleben (Die Physiologie der Thymusdrüsen in Gesundheit und Krankheit, vom Standpunkte experimenteller Forschung und klinischer Erfahrung. Francfurt A. M., 1858, in-8 ; analysé dans le Journal de la physiologie, Paris, 1859, in-8, t. II, p. 137), a essayé de démontrer que le thymus servait pendant l'accroissement du corps à la préparation du sang, et par cela même à la formation des tissus.

1. Sur quatre embryons humains, trois de 1 mois et un de 6 semaines environ, j'ai trouvé les testicules ou les ovaires parfaitement formés, ainsi que les épididymes ou les trompes, sans rencontrer la moindre trace des corps de Wolff ; ce qui me fait supposer que, dans l'espèce humaine du moins, ces organes disparaissent vers la deuxième ou la troisième semaine. Toutefois, je dois rappeler que M. Longet (Traité de physiologie, Paris, 1850, in-8, t. II, p. 209), a représenté, d'après M. Coste, un embryon humain âgé de 35 jours environ, chez lequel on voit de chaque côté de l'intestin deux masses blanchâtres qui seraient les corps de Wolff. Muller a donné aussi un dessin des corps de Wolff observés chez un fœtus humain long de 8 lignes (Manuel de physiologie, trad. par Jourdan, Paris, 1845, in-8, t. II, p. 741).

2. D'après M. Friedleben (Die Physiologie der Thymusdrüsen in Gesundheit und Krankheit, vom Standpunkte experimenteller Forschung und klinischer Erfahrung, Francfurt A. M. 1858, in-8, analysé dans le Journal de la physiologie, Paris, 1859, in-8, t. II, p. 137), au contraire, le thymus croîtrait jusqu'au temps de la puberté, mais son augmentation de volume serait relativement inférieure à celui de tout le corps.

Au reste, il est certain que le thymus peut acquérir exceptionnellement un volume assez considérable après la naissance. Ainsi, M. Landouzy a montré à la Société anatomique un cas de persistance du thymus assez volumineux chez une jeune fille de 8 ans (Voy. Bull. Soc. anat. de Paris, Paris, 1838, vol. XIII, p. 165). M. Dubourg a communiqué à la même Société un fait plus curieux encore : une femme de 53 ans, dont il a fait l'au-

On ignore le rôle physiologique et les états morbides des corps de Wolff, et on ne sait pas si ces organes peuvent manquer.

Quant au thymus, il fait défaut chez les acéphales[1], et parfois, dit-on, chez des fœtus développés normalement[2]. Plusieurs fois, on a constaté des abcès ou une infiltration purulente de cette glande chez des nouveau-nés affectés de syphilis[3].

Les poumons, les reins, le foie, la rate et le pancréas, constituent les principaux organes appartenant au second groupe. La plupart d'entre eux, formés et développés pendant la vie intra-utérine, fonctionnent très-certainement à cette période; car, en ouvrant un fœtus, on trouve de la bile dans la vésicule biliaire et de l'urine dans la vessie.

Immédiatement après la naissance, ces glandes continuent ou commencent le rôle que la nature leur a assigné, et cela sans interruption pendant tout le temps de la vie. Leur jeu est-il troublé, l'organisme s'en ressent. Vient-il à être complétement interrompu, la mort arrive. Ces organes sont donc indispensables à la vie. Ce qui le prouve, c'est qu'il n'y a pas d'exemples d'hommes ayant vécu sans les poumons[4], sans les reins[5],

topsie, avait un thymus hypertrophié. (*Voy. Bull. Soc. anat. de Paris*, Paris, 1841, in-8, 2ᵉ édit. Année 1826, vol. I, p. 133.)

1. M. C. Handfield Jones, l'auteur de l'article Thymus, de l'*Encyclopédie de Todd*, après avoir dit que l'on sait peu de chose sur l'anatomie morbide de cet organe, ajoute : L'absence du thymus a été constatée seulement sur des acéphales, chez lesquels le cerveau et d'autres parties font défaut, tandis que chez les anencéphales qui manquent aussi entièrement de cerveau, mais dont le développement général est plus avancé, le thymus existe (*Cyclopædia of Anatomy and Physiology*, edited by Todd, London, 1850, in-8, vol. IV, 2ᵉ part., p. 1101 et 1102).

Sur un embryon de 3 mois (monstre homéadelphe à corps et à tête doubles), M. Bucquoy a constaté qu'il n'y avait pas d'apparence de thymus (*Bulletins de la Société anatomique de Paris*, Paris, 1852, in-8, vol. XXVII, p. 498).

2. « Le thymus peut manquer chez des fœtus développés normalement et chez des enfants. » (Analyse de l'ouvrage de M. Friedleben, cité plus haut, dans le *Journal de la physiologie de l'homme et des animaux*, Paris, 1859, in-8, t. II, p. 138.)

3. *Voy.* les observations de MM. Depaul et Bidard, dans les *Bulletins de la Société anatomique de Paris*, vol. XVI, p. 235; vol. XXVII, p. 8; vol. XXVIII, p. 196; vol. XXIX, p. 47.

4. L'absence des deux poumons a été observée dans un grand nombre de monstruosités (*Traité de tératologie*, par M. I. Geoffroy Saint-Hilaire, Paris, 1832, in-8, t. I, p. 705).

5. L'absence simultanée des deux reins n'a été observée que chez des monstres; il en

sans le foie [1] et sans le pancréas [2]. La rate seule paraît avoir manqué congénialement [3].

L'une des moitiés d'un appareil glandulaire double peut manquer. Ainsi, on a vu des individus venir au monde et vivre avec

est de même de celle des uretères, encore un seul cas m'est-il connu (M. I. Geoffroy Saint-Hilaire, *Traité de tératologie*, vol. 1, p. 706).

Everhard, Gilibert, Bracq, Heuermann, Buttner, Deleurye, disent n'avoir pas trouvé de reins chez des acéphaliens humains ; et Béclard, dans son mémoire sur les fœtus acéphales (*Voy. Bulletins de la Faculté de médecine de Paris*, Paris, 1815, in-8, nᵒˢ 9 et 10, et 1817, vol. V, nᵒˢ 9 et 10, p. 488), a montré que les reins manquaient souvent dans cette variété de monstruosité.

Dans la duplicité monstrueuse par inclusion, les reins du fœtus contenu manquent quelquefois (*Voy.* l'observation d'Higmore et du Dʳ Woung dans la thèse de M. Lachaise ayant pour titre : *De la duplicité monstrueuse par inclusion*, Paris, 1823, in-4, p. 32, et un rapport de Dupuytren dans les *Bulletins de la Faculté de médecine de Paris*, Paris, 1812, in-8, 1ʳᵉ année, t. I, p. 4).

Chanssier a montré à la Société de l'École de Médecine un fœtus privé congénialement d'utérus, de reins et de vessie urinaire (*Bull. de la Fac. de méd. de Paris*, Paris, 1810, in-8, p. 35); mais dans tous les faits que je viens de citer, il s'agit de monstres. Toutefois, je crois devoir rappeler que M. Moulon a publié dans le *Journal des progrès des sciences et institutions médicales* (Paris, 1828, in-8, vol. VII, p. 244), l'observation d'une jeune fille qui mourut à l'âge de 14 ans, et chez laquelle, à l'autopsie, on constata que les uretères et les reins n'existaient pas. Je pense avec M. Rayer (*Traité des maladies des reins*, Paris, 1841, in-8, t. III, p. 761) que ce fait ne doit être accepté qu'avec beaucoup de défiance; peut-être les reins étaient-ils déplacés, n'ont-ils point été cherchés avec assez de soin.

1. Le foie ne manque jamais chez les sujets d'ailleurs bien conformés (*Traité de tératologie*, par M. I. Geoffroy Saint-Hilaire, t. 1, p. 730). Dans les faits d'absence du foie rapportés par les auteurs, il s'agissait toujours d'altérations pathologiques, comme dans l'observation de Bauhin, reproduite par Lieutaud (*Voy.* la note 3, page 5), et dans l'observation de Lemery (*Voy.* la note 3, page 5). *Voyez* encore les communications de MM. Goupil et Vidal (*Bull. de la Soc. anat. de Paris*, Paris, 1852, in-8, t. XXVII, p. 185).

Il paraîtrait cependant que l'absence du foie a été constatée chez un fœtus disséqué par M. Kieselbach (*Voy. The Edinburgh Medical and Surgical Journal*, Edinburgh, 1840, in-8, t. LIII, p. 239, ou les *Arch. gén. de méd.*, Paris, 1840, in-8, 3ᵉ sér., t. VII, p. 494).

2. « Le pancréas est très-constant » (*Traité de tératologie*, par M. I. Geoffroy Saint-Hilaire, Paris, 1832, in-8, t. I, p. 730). Rappelons toutefois que Lieutaud (*Historia anatomico-medica*, Parisiis, MDCCLXVII, in-4, t. I, p. 247), cite, d'après Bonet, l'observation d'un enfant chez lequel, à l'autopsie, on trouva le pancréas complètement détruit. « Pancreas ita « erat consumptum ut nullum ejus vestigium animadvertere liceret. » Dans ce fait, contrairement à l'opinion de Baillie (*Anatomie pathologique*, trad. par Guerbois, Paris, 1815, in-8, p. 219), il y avait *destruction* de l'organe, et non pas un vice de conformation.

3. Théodore Kerckring dit avoir disséqué deux fœtus qui n'avaient pas de rate (*Spicilegium Anatomicum*, Amstelodami, cIɔ Iɔ c Lxx, in-4, Obs. XI, p. 31).

M. Martin a publié, dans les *Bulletins de la Société anatomique de Paris* (Paris, 1841, in-8, An. 1826, 2ᵉ édit., t. I, p. 40), une note sur un enfant de 1 mois et demi, qui avait succombé à des vomissements convulsifs, et chez lequel la rate n'existait pas.

Valleix rapporte, dans les *Archives générales de médecine* (Paris, 1835, in-8, 2ᵉ série, vol. VIII, p. 78), qu'il n'a pas trouvé de rate chez un petit garçon qui mourut âgé de 8 jours. Cet enfant présenta d'autres anomalies (transposition d'organes, abun seul poumon[1], avec un seul rein[2], mais toujours l'un de ces organes suppléait par sa plus grande énergie fonctionnelle à l'absence de son congénère, ou encore celui qui paraissait exister seul était constitué par les deux glandes réunies sur le côté du rachis[3].

sence de cloison inter-auriculaire, cloison inter-ventriculaire incomplète, bec de lièvre).

Dans une brochure publiée à Saint-Pétersbourg en 1829, Boujalsky dit que la rate manquait chez un homme qu'il a disséqué; cet individu avait de plus une inversion du cœur, de toutes les artères, mais seulement de quelques viscères (M. I. Geoffroy Saint-Hilaire, *Traité de tératologie*, Paris, 1836, in-8, t. II, p. 19).

A la page 368 du tome XII des *Bulletins de la Société anatomique de Paris* (Paris, 1837, in-8., j'ai trouvé de plus les lignes suivantes : « M. Boudet a parlé d'une absence de rate chez un homme de 40 ans, mort apoplectique. » Malheureusement, on ne dit pas s'il y avait absence réelle, ou destruction de l'organe.

Mais c'est à tort que l'on a donné comme exemples d'absence de la rate les deux faits qui suivent, dans lesquels il y avait seulement dégénérescence cancéreuse de cet organe. Ainsi sous le titre : *Hepar deficiens*, Lieutaud (*Historia anatomico-medica*, Parisiis, 1767, in-4, t. I, p. 190) rapporte une observation qu'il emprunte à Bauhin. Dans ce fait, la rate et le foie avaient été transformés en une masse cancéreuse. Enfin, Lemery a publié dans le *Journal complémentaire des sciences médicales* (Paris, 1821, in-8, t. X, p. 216) l'histoire d'une jeune fille qui vécut huit jours. A l'autopsie, on constata qu'elle n'avait ni foie, ni rate, ni intestin; une masse charnue qui occupait leur place communiquait avec l'estomac, mais n'avait pas d'ouverture au fondement.

1. « Accidit cuidam Illustr. Baronissæ... Ambo pulmonis lobi, scilicet superior, atque « inferior sinistri lateris defuerunt, non ex ulcere consumpti, quia cicatrices adfuissent: « Sed quia natura defecit in eorum productione. » (Obs. de Pozzis. *Miscell. cur. Academiæ natur. curiosorum sive Ephemerides*, Francofurti et Lipsiæ, 1776, in-4, déc. 1. an IV; obs. 30, p. 29).

Voyez M. Isidore Geoffroy Saint-Hilaire (*Traité de tératologie*, t. I, p. 705), qui renvoie aux auteurs suivants : Haberlein, *Abhandl. der Joseph. Akad.*, p.1; Bell. *Anat.*, t. II, et Meckel, qui rapporte une observation de Sœmmering dans *Handb. der path. Anat.*, t. I, p. 478. *Voyez* encore *Wochenschrift für die gesammte Heilkunde*, n° 33, 1837, dans lequel on lit qu'à l'autopsie d'un enfant décédé à l'âge de 6 semaines et qui avait toujours présenté les signes de la cyanose, on constata que le poumon droit manquait complétement; la bronche droite existait à l'état rudimentaire; il n'y avait ni artère ni veine pulmonaires; et l'article *Cas rares* du *Dictionnaire des sciences médicales*, dans lequel Fournier dit que sur un cadavre, dont il a fait l'autopsie, le cœur était à droite, le poumon réuni en un seul lobe était à gauche. Dans le même article, Fournier ajoute que Diemerbroek assure avoir ouvert un sujet privé de diaphragme et de médiastins, chez lequel les poumons ne formaient qu'un lobe (*Dictionnaire des sciences médicales*, Paris, 1813, in-8, t. IV, p. 150).

2. *Voyez* un grand nombre d'exemples d'absence de l'un des reins, tirés des auteurs anciens, dans le *Traité des maladies des reins*, de M. Rayer, t. III, p. 763, 764, 765, 766; plus, p. 767, une observation qui lui est personnelle, et p. 768, un fait qui lui a été communiqué par M. Barth; les *Bulletins de la Société anatomique de Paris*, t. XII, p. 38 et p. 132; t. XV, p. 365; t. XVIII, p. 328; t. XXVI, p. 39; les *Mémoires de la Société de biologie*, année 1854, p. 57, année 1855, p. 102, et pages 28 et 87 de ce travail.

3. Un nouveau-né que j'ai montré à la Société de biologie n'avait qu'un rein; cet organe très-volumineux, placé dans la région lombaire gauche, recevait quatre artères

Le troisième groupe de glandes comprend les testicules et les ovaires : ces dernières glandes ont pour organes complémentaires, en quelque sorte, les mamelles destinées à fournir, dans les premiers temps de la vie, la nourriture du nouvel être, qui résulte de l'union du spermatozoaire avec l'ovule.

Les testicules et les ovaires se forment dans le premier mois de la vie intra-utérine sur le côté interne du corps de Wolff, tandis que l'épididyme et la trompe se développent en dehors de ce corps. Ainsi, au début et pendant un certain temps, la glande est séparée du conduit qui doit éliminer le produit de sa sécrétion[1].

Bientôt, chez l'homme, le testicule et l'épididyme s'accolent, se soudent en quelque sorte. Chez la femme, au contraire, l'ovaire et la trompe restent distincts toute la vie[2].

Dès que le testicule et l'épididyme sont unis l'un à l'autre, sollicités par les contractions lentes et continues du gubernaculum, ils commencent à descendre, et leur migration ne se termine que lorsqu'ils sont arrivés au fond du scrotum.

Chez la femme, un déplacement analogue a lieu ; seulement les ovaires et les trompes s'arrêtent dans le grand bassin. Ainsi le développement des organes génitaux de la femme paraît moins complet que celui de l'homme ; car, chez elle, un ligament seul unit la glande ovarienne au conduit excréteur, et de plus, l'ovaire ne subit pas une migration aussi étendue que celle du testicule.

Quoi qu'il en soit, les ovaires et les testicules se développent très-lentement jusqu'à l'âge de quatorze à dix-huit ans[3], tandis

et avait deux uretères qui se rendaient dans la vessie (*Voy. Mém. Soc. de biologie*, année 1855, Paris, 1856, in-8, *Comptes rendus*, p. 102).

1. *Voyez*, pour le développement et la descente du testicule, mes *Études sur la monorchidie et la cryptorchidie chez l'homme*, Paris, Victor Masson, 1857, in-8, p. 19 et 20, ou les *Mémoires de la Société de biologie*, année 1856, Paris, 1857, in-8, p. 329 et 330.

2. Après avoir été toutefois unis l'un à l'autre dans les premiers temps de la vie embryonnaire, d'après J.-F. Meckel. (*Voy.* Huschke, *Traité de splanchnologie*, trad. de l'allemand par L. Jourdan, Paris, 1845, in-8, p. 419.)

3. 14 ou 15 ans pour la femme, 17 ou 18 ans environ pour l'homme, dans nos climats, bien entendu. Buffon donne les chiffres suivants : 14 ans pour l'homme et 12 ans pour la femme (*Œuvres complètes*, édit. Richard, Paris, in-8, vol. XIV, p. 238).

que l'ensemble de l'individu croît rapidement. A ce moment de la vie, l'homme et la femme se modifient, et prennent chacun les caractères extérieurs que la nature leur a assignés. Alors seulement ils commencent, l'un à sécréter des spermatozoïdes, l'autre à émettre des ovules dans la trompe[1].

Chez la femme, l'émission des ovules dans la trompe n'a lieu que lorsqu'elle est à peu près complétement développée, que son bassin a les dimensions nécessaires pour permettre l'accouchement, et qu'elle peut faire les frais d'un nouvel être sans que son organisme en souffre.

L'homme, lui aussi, ne commence à sécréter des spermatozoaires que lorsqu'il peut sans trop de fatigue fournir aux pertes que nécessitent les rapprochements sexuels[2].

Chez la femme, l'émission des ovules commence en général de quatorze à quinze ans, et cesse de quarante-cinq à cinquante ans.

L'homme, au contraire, s'il commence à faire des spermatozoaires plus tard que la femme n'émet des ovules, conserve cette propriété plus longtemps qu'elle. Cependant, à moins d'exception, vers l'âge de soixante à soixante-cinq ans, et parfois bien auparavant, ses facultés reproductrices diminuent peu à peu et s'éteignent complétement.

---

1. J'établis une distinction entre la sécrétion des ovules et leur émission dans la trompe. Elle est nécessaire, car l'ovaire, qui, chez la femme pubère seulement, rejette à chaque époque menstruelle un ovule dans la trompe, commence bien avant à secréter ces corps; on les trouve, en effet, tout formés dans l'ovaire de l'embryon et de l'enfant. La démonstration de ce fait physiologique appartient à Carus. (*Voy. Mullers' Archiv.*, 1837, p. 442, et *Annales françaises et étrangères d'anatomie et de physiologie*, Paris, 1837, in-8, t. 1, p. 41.) Depuis il a été étudié par Valentin (*Handbuch der Entwicklungsgeschichte des Menschen*, Berlin, 1835, p. 389, et *Muller's Archiv.*, 1838, p. 529); Négrier (*Recherches anatomiques et physiologiques sur les ovaires dans l'espèce humaine*, Paris, 1840, in-8, p. 2); Bischoff (*Traité du développement de l'homme et des mammifères*, trad. par Jourdan, Paris, 1843, in-8, p. 367); Courty (*De l'œuf et de son développement dans l'espèce humaine*, Montpellier, 1845, in-8, p. 44); et M. Coste (*Histoire générale et particulière du développement des corps organisés*, Paris, 1847, in-4, t. I, p. 148.).

2. Je crois que les ovaires et les testicules ne devraient commencer à fonctionner que lorsque le corps est complètement formé. Or, la vie en commun des personnes des deux sexes, les excitations qui en résultent, hâtent de beaucoup le développement des glandes de la génération; celles-ci sont pour ainsi dire, en avance sur le reste du corps.

Ainsi l'homme et la femme peuvent vivre un temps même assez long après avoir perdu la faculté de se reproduire[1]. Cette propriété ne paraît appartenir qu'à l'espèce humaine ; car, à quelques exceptions près, la durée de la vie des animaux ne dépasse pas de beaucoup le laps de temps pendant lequel ils peuvent procréer.

Les testicules et les ovaires sécrètent donc seulement pendant une période assez limitée de la vie extra-utérine, et ils perdent cette propriété plus ou moins longtemps avant le terme de l'existence. Ces caractères les distinguent d'une manière bien évidente des organes que j'ai rangés dans le deuxième groupe. Ceux-ci, en effet, fonctionnent avant la naissance et pendant tout le cours de la vie, et, s'ils cessent d'agir, la mort arrive.

Tandis que l'arrêt de développement des poumons, des reins, du foie et du pancréas[2], dans leur totalité[3], entraînerait la non-viabilité du fœtus, que l'ablation de ces glandes amènerait nécessairement la mort[4], qu'on n'a jamais vu d'individus venir au

1. Pour la femme, ce temps semble être égal à la moitié de la période pendant laquelle elle a pu reproduire ; car d'ordinaire elle est réglée à 15 ans et cesse de l'être vers 45 ans. Pour l'homme, la proportion ne paraît pas aussi nettement définie : en effet, on ne sait pas d'une manière aussi précise quand il perd son aptitude à la reproduction.

2. Je fais encore une exception pour la rate, qui peut manquer congénialement. Voyez la note 3 de la page 5.

3. Je me sers à dessein de cette expression : *dans leur totalité*, parce que les glandes volumineuses dont je parle, pourraient subir un arrêt de développement limité dans une de leurs parties, sans qu'il en résultât rien de fâcheux.

4. Ici, je dois encore excepter la rate, qui paraît avoir été enlevée chez l'homme par d'anciens chirurgiens (*Voy.* J. Riolan, *Anthropographia*, Parisiis, MDCCXXVI, in-4, p. 217 ; et Haller, *Elementa Physiologiæ*, Bernæ, MDCCLXIV, in-4, t. VI, lib. XXI, sect. II, § v, p. 421).
Dans un cas d'hypertrophie de la rate, Adrien Zaccarella enleva cette glande sur une Grecque âgée de 24 ans (Fioravanti, *Tesoro della vita umana*, lib. II, c. 8).
Voy. encore le cas de Daniel Crüger (*Ephemerides Academiæ Naturæ Curios.*, Norimbergæ, MDCLXXXV, in-4, dec. II, ann. 3, obs. 195, p. 378), et l'observation lue à l'Académie de médecine de Paris, en 1844, par M. Berthet. Son opéré vécut encore treize ans et demi, digérant parfaitement ; étant mort de pneumonie, M. Berthet fit son autopsie, et il ne rencontra qu'une très-faible portion de la rate, grosse comme une aveline et adhérente à l'estomac. (*Voyez Archives générales de médecine*, Paris, 1844, 4e série, t. 5, p. 511.)
L'extirpation de la rate a été faite un grand nombre de fois sur des animaux par Dupuytren (*Recherches sur la rate*, thèse de M. Assolant ; Paris, an X, (1802), in-8, n° 112), et par Bardeleben (*Obs. microsc. de glandularum ductu excretorio carentium structurâ* ; Berol., 1841, in-4).

monde et vivre[1] sans ces organes, ou avec ces organes sans leur canal excréteur, au contraire, les testicules et les ovaires peuvent s'arrêter dans leur développement, bien que toutes les autres parties du corps continuent à croître[2], être détruits sans qu'il en résulte d'autres dangers que ceux appartenant à l'opération elle-même ; il peut arriver enfin que ces glandes ne se forment pas pendant la vie intra-utérine[3], ou bien qu'elles se développent complétement et fonctionnent, tout en étant privées de leur canal excréteur[4].

Dans ce travail, je parlerai d'abord des hommes chez lesquels le testicule ou les testicules manquent congénialement, bien qu'une des parties ou la totalité du canal excréteur et du réservoir du

1. Je dis venir au monde et vivre, afin de montrer que je ne parle pas des monstres. En effet, un fœtus peut venir au monde sans cœur, sans cerveau, mais il ne pourrait pas vivre sans ces organes.

2. Seulement l'ensemble de l'individu présente quelque chose d'insolite au moment de la puberté. Les organes sexuels, qui devaient s'accroître rapidement à cette époque de la vie, restent ce qu'ils étaient auparavant ; bien plus, si cet arrêt de développement survient chez un garçon, il se rapprochera du type de la femme ; si c'est chez une fille, elle prendra quelques-uns des caractères de l'homme. Au reste, un phénomène analogue s'observe quelquefois, lorsque les glandes de la génération passent à l'état pathologique, ainsi que je le montre dans la note 1 de la page 66.

3. « Quelquefois on n'a trouvé qu'un seul ovaire, phénomène extrêmement rare ; le « Dr Hunter en a conservé un exemple dans sa collection. On cite aussi plusieurs cas « dans lesquels on n'a pu découvrir trace d'ovaire ni d'un côté ni de l'autre. » (*Anatomie pathologique* de Baillie, trad. par Guerbois, Paris, in-8, 1815, p. 334.)

« M. le professeur Chaussier a fait voir à l'assemblée l'utérus d'une femme morte « récemment à l'hospice de la Maternité, où elle est venue accoucher peut-être de son « dixième enfant vivant, de sexes différents. Cependant, cet utérus était incomplet, il « ne consistait, pour ainsi dire, que dans la moitié du côté droit avec une seule trompe « et un seul ovaire. Cette femme présentait d'ailleurs beaucoup d'autres vices de con- « formation, tels que déplacement du rein du côté ganche, strabisme, deux ongles au « pouce de la main du même côté. » (*Bulletins de la Faculté de médecine de Paris*, Paris, 1817, in-8, t. V, p. 436.)

M. Depaul a vu les ovaires manquer chez une femme qui n'avait jamais été réglée, bien qu'il y eût parfaite conformation des autres parties de l'appareil génital (*Bulletins de la Société anatomique de Paris*, Paris, 1847, in-8, t. XXII, p. 14).

En 1857, mon collègue M. Guyon m'a montré l'utérus d'une femme morte à la Charité ; d'un côté, il n'y avait ni trompe ni ovaire.

4. L'absence de la trompe, l'ovaire existant, est extrêmement rare. Aussi M. Isidore Geoffroy Saint-Hilaire a-t-il dit (*Tératologie*, t. I, p. 707) que ce fait n'avait jamais été vu. Depuis, M. Leudet a montré à la Société de biologie, dans la séance du 31 mai 1856, les organes génitaux d'une femme chez laquelle il y avait un ovaire rudimentaire et du même côté absence de la trompe. (*Voy.* le rapport de M. Blot ; *Mém. Soc. de biologie*, Paris, 1857, in-8, année 1856, p. 176.)

sperme existe ou fasse défaut; puis je traiterai de ceux qui, ayant l'une ou les deux glandes séminales dans les bourses ou dans l'abdomen, sont privés malgré cela, par anomalie congéniale, d'une portion ou de la totalité de l'appareil excréteur du sperme et de son réservoir.

J'ai dû scinder mon mémoire et traiter à part de l'absence congéniale du testicule et de l'absence congéniale du conduit excréteur et du réservoir de la semence, à cause des différences physiologiques tranchées existant chez les hommes qui présentent ces vices de conformation des deux côtés. Dans le premier cas, ainsi que je vais le montrer, ils sont semblables à l'individu auquel les testicules ont été enlevés dans son enfance. Dans le second cas, ils ne diffèrent des autres hommes ni pour l'extérieur, ni pour l'aptitude aux rapports sexuels; ils sont seulement inhabiles à procréer.

ABSENCE CONGÉNIALE

DU TESTICULE

Ce vice de conformation, résultat de la non-formation du testicule pendant la vie intra-utérine, a été admis par plusieurs ana-
tomistes; d'autres l'ont nié, ou ont pensé qu'il pouvait être
simulé par l'arrêt de la glande séminale dans l'abdomen; quelques-uns enfin ont publié, comme faits d'atrophie testiculaire
ou d'arrêt de développement, des cas dans lesquels il y avait
réellement absence congéniale de la glande.

Ainsi Montfalcon dit : « Il est possible que des individus n'aient
« qu'un testicule, comme il en existe qui n'ont qu'un rein; alors
« cette glande est plus volumineuse qu'elle ne l'est ordinaire-
« ment[1]. »

M. Curling croit que l'absence de l'un ou des deux testicules
est chose possible, et cela sans autre vice de conformation ; mais,
dit-il, ce sont de ces anomalies dont la science possède peu
d'exemples authentiques. Il ajoute que M. Page, de Carlisle, lui
a envoyé un testicule très-volumineux, pris en 1844 sur le cadavre d'un jeune homme de dix-sept ans chez lequel la glande
séminale gauche manquait d'une manière absolue. M. Curling
pense que l'hypertrophie du testicule qui existait seul démontre
que le vice de conformation était congénial[2].

Tout au contraire, M. Isidore Geoffroy Saint-Hilaire, parlant

---

1. *Dictionnaire des sciences médicales*. Paris, 1821, in-8, t. LIV, p. 566.
2. M. Curling, *A Practical Treatise of the Diseases of the Testis, and of the Spermatic Cord and Scrotum*, London, 1856, in-8, ch. 1, p. 4; ou *Traité pratique des maladies du testicule* de M. Curling, traduit par M. Gosselin; Paris, 1857, in-8, p. 4.

des exemples d'anorchidie rapportés par les auteurs, s'exprime ainsi : « Tous ou presque tous manquent d'authenticité ; » il ajoute : « Il est certain que, dans la plupart des cas d'absence d'un « ou de deux testicules, que les observateurs ont cru rencontrer, « ces organes existaient cachés dans l'abdomen, et ne présentaient « d'autre anomalie que de n'être pas descendus dans les bourses. »

Plus loin, il croit que l'absence de la glande séminale peut bien être réelle ; mais il suppose qu'elle résulte de l'atrophie de l'organe ou de son ablation. Il termine ainsi : « Or je dois le dire, « quoique je regarde comme très-possible l'absence congéniale des « testicules ou de l'un deux, quoique je pense même que ce « vice de conformation a dû se présenter quelquefois, *aucun des* « *faits consignés dans les annales de la science, ne me paraît à la* « *fois assez authentique et assez complet pour établir qu'il ait en* « *effet été observé.* La seule anomalie, par diminution du nombre « des testicules, que je crois pouvoir regarder comme constatée, « c'est l'unité apparente du testicule, résultant de la fusion des « deux organes : anomalie extrêmement remarquable, dont j'ai « fait l'histoire dans le livre précédent [1]. »

Blandin, qui a rapporté un fait bien manifeste d'absence congéniale de l'un des testicules, croyait, comme M. Isidore Geoffroy Saint-Hilaire, que dans la plupart des observations des auteurs anciens on avait confondu l'évolution incomplète avec l'absence de la glande ; voici du reste ce qu'il a écrit à ce sujet : « On dit avoir rencontré l'absence complète des deux testicules, « ou d'un seul de ces organes ; *mais presque toujours on a été* « *abusé par leur séjour anormal dans la cavité de l'abdomen* [2]. »

M. Velpeau pense comme Blandin ; pour le chirurgien de la Charité, « la marche que suit le testicule pendant la vie intra-uté-« rine fait qu'il peut s'arrêter derrière l'anneau et que quelquefois, « chez l'adulte même, on ne le trouve pas dans le scrotum. *Telle*

---

1. *Traité de tératologie*, Paris, 1832, in-8, t. I, p. 707, 708, 709.
2. *Anatomie topographique*, Paris, 1834, in-8, 2ᵉ édit., p. 442.

« *est, sans doute, l'origine de ces histoires d'absence prétendue des*
« *organes sécréteurs du sperme; du moins n'a-t-on guère d'exem-*
« *ples bien authentiques d'hommes chez lesquels ils n'existassent*
« *réellement pas*[1]. » M. Velpeau, toutefois, rapporte un exemple
de cette anomalie.

Enfin, MM. Follin[2] et E.-Q. Le Gendre[3] ont publié chacun,
comme exemple d'atrophie testiculaire, un cas dans lequel il y
avait réellement une absence congéniale du testicule; et M. Gosselin a pensé que le fait d'absence congéniale du testicule qu'il
a présenté à l'Académie de médecine, était dû à un arrêt de développement de la glande séminale[4].

ABSENCE CONGÉNIALE DE L'UN DES TESTICULES

Cette anomalie présente plusieurs variétés : tantôt le testicule
est la seule partie qui ne s'est pas formée, tandis que l'épididyme
et le canal déférent se sont développés sur le côté externe du
corps de Wolff, puis sont descendus seuls dans le scrotum; d'autres
fois, la glande séminale et l'épididyme ne se sont pas formés, et

1. *Traité complet d'anatomie chirurgicale*, Paris, 1837, in-8, 3ᵉ édit., t. II, p. 192.
2. « En résumé, l'atrophie du testicule se présente sous plusieurs physionomies bien
« distinctes. Tantôt c'est une simple inégalité dans le volume, tantôt une disparition
« presque complète de l'organe, tantôt un passage à l'état fibreux, tantôt enfin passage
« à l'état graisseux. Le dernier terme de cette série, *c'est la disparition complète du tes-*
« *ticule avec conservation d'un épididyme*. Je vais en rapporter deux exemples » (*Archives*
générales de médecine, Paris, 1851, in-8, 4ᵉ série, t. XXVI, p. 279).
M. Follin cite alors l'observation qu'il a recueillie.
3. M. E.-Q. Le Gendre termine son observation en disant : « Je rapprocherai donc
« plutôt ce fait de ceux qui ont été décrits dans le travail de M. le docteur Follin, dans
« lesquels il y avait atrophie complète du testicule, mais avec conservation de l'épidi-
« dyme. Dans notre observation il y avait à la fois atrophie de l'épididyme et du
« testicule » (*Mémoires de la Société de biologie*, Paris, 1857, in-8, année 1856, p. 218).
4. « M. Gosselin n'a pas de renseignements complets sur cet individu (le nommé
« Bixenaër); mais tout porte à penser que l'absence du testicule est congéniale et due à un
« arrêt de développement » (*Bull. de l'Acad. de méd.*, Paris, 1851, in-8, t. XVI, p. 463).
Je rapporte cette observation page 24.

le canal déférent, développé seul, est descendu plus ou moins bas
dans les bourses; plus rarement enfin, l'appareil séminal tout
entier d'un côté ne s'est pas formé.

HISTORIQUE

On trouve dans les auteurs anciens plusieurs exemples d'absence congéniale de l'un des testicules. Je crois devoir les rapporter sommairement, tout en regrettant qu'ils ne soient pas
accompagnés de plus de détails.

Nicolas Massa dit avoir disséqué un cadavre n'ayant que le
testicule droit, auquel se rendait un vaisseau spermatique volumineux. Du côté gauche, la glande séminale manquait; aucun
vaisseau ne descendait des canaux émulgents à cet endroit [1].

Dans l'Anthropographie de Riolan, je trouve le fait suivant que
je vais rapporter textuellement, d'après la traduction de Pierre
Constant. Dans cette observation [2] le testicule droit manquait très-
certainement par suite d'une anomalie congénitale, car on ne
peut supposer, comme le dit le traducteur trompé par le manque
de clarté du texte, que cette glande ait été enlevée ou détruite,
puisqu'il n'y avait pas de cicatrices ni à l'aine, ni sur les bourses.

« En vn ieune homme de vingt-cinq ans, que ie dissequay en
« public, ie ne trouuay qu'vn seul testicule situé au costé gauche,
« et qui mesme estoit tout extenué et corrompu; sans qu'il restat

---

1. « Vidi ego in quodam per me anatomizato unum tantum testiculum dexterum et
« ad ipsum descendebat uas spermaticum amplum mirum in modum, sed in parte si-
« nistra nullus erat testis, neque uas aliquod ab emulgente descendebat ad hunc lo-
« cum. » (Nicolai Massa, *Anatomiæ Liber introductorius*. Venetiis, MDLIX, in-4, p. 86.)

2. « In quodam adolescente annos 25 nato quem in scholis publicè secabam, vnicus
« aderat Testiculus, isque sinister marcidus ac vitiosus; dextri per castrationem aut per
« punctum aureum exempti nulla erant indicia, quia nec in scroto nec in inguine vlla
« cicatrix apparebat; sed intra scrotum Vasa Deferentia et Eiaculantia continuata erant,
« et extremitas Eiaculatorij dextri æqualis erat sinistro, semine quoque turgebat cum
« Vesiculis Seminarijs adnatis. » (Ioannis Riolani filii, *Anthropographia*, Parisiis,
MDCXXVI, in-4, lib. II, p. 271.)

« la moindre apparence du droict qu'on luy auoit enleué par le
« poinct doré, ou par la castration : car on n'y remarquoit point
« de cicatrice, ny dans l'haine, ny sur la bourse : mais les vais-
« seaux defferans y estoient seulement continuez auec les cula-
« toires, et l'extremité de l'eiaculatoire droict parfaictement egale
« à celle du gauche : tous les deux estoient aussi pleins de
« semence l'vn que l'autre, et auoient à leurs extremitez des
« vesicules seminaires semblables[1]. »

Régnier de Graaf rapporte qu'il a fait à l'hôpital de Leyde
l'autopsie d'un homme auquel il ne trouva qu'un testicule; la
région inguinale et le scrotum ne présentaient pas de cicatrices.
Ayant interrogé sa veuve restée avec quatre enfants, afin de
savoir si autrefois son mari n'avait pas deux testicules, elle
assura qu'il n'avait jamais eu qu'une glande séminale dans le
scrotum[2].

Daniel Sennert dit que parfois l'un des testicules ou les deux
testicules manquent congénialement, mais il ne s'explique pas
davantage sur ce vice de conformation[3].

Nicolas de Blegny rapporte que de Noue a disséqué le cadavre
d'un homme chez lequel, du côté droit, la glande séminale et les
vaisseaux spermatiques manquaient. Le scrotum ne présentait
aucune trace d'opération[4].

Leal Lealis dit avoir vu dans un cas, un seul testicule qui recevait les vaisseaux spermatiques des deux côtés[5].

Paul Zacchias s'est trouvé à l'autopsie d'un homme qui n'avait
pas de testicule gauche; il raconte ainsi le fait : moi-même un
jour, j'en vis un (homme à un seul testicule); son cadavre fut dis-

---

1. Les oeuvres anatomiques de Mr Iean Riolan, contenant l'anatomie des hommes,
des femmes, des enfans et des bestes viuantes, le tout rangé, corrigé, diuisé, noté et
mis en françois par M. Pierre Constant. Paris, м dc.xxix, in-4, t. I, liv. ii, chap. xxxi, p. 397.

2. De Virorum Organis Generationi inservientibus; Bibliotheca anatomica, Daniel Le
Clerc et I. Iacobvs Mangetvs, Genevæ, м.dc.lxxxv, in-fol., tomvs primvs, pars i, p. 399.

3. Opera omnia, Lugd., 1666, in-fol., t. III, p. 598.

4. Zodiacus Medico-Gallicus, Genev., 1680, in-4, an iii, januar., obs. 3, p. 6.

5. De partibus semen conficientibus, pag. m. ii, cité par M. Schurig. (Spermatologia
Historico-Medica, Francofurti ad Mænum, мdccxx, in-4, caput ii, § 14, p. 55.)

séqué à l'amphithéâtre public; on ne lui trouva qu'un seul testicule, mais cet organe était assez volumineux. Ce qui étonna le plus les personnes présentes, c'est que du côté droit où était le testicule unique, les vésicules séminales étaient doubles; tandis qu'à gauche elles étaient simples, comme on les voit chez les autres hommes. L'autopsie était faite par Angelus Antoninus, lecteur public de chirurgie dans le gymnase de Rome[1].

Dans l'*Art de faire les raports en chirurgie* par M. D***. Prevost de la Compagnie des Maîtres Chirurgiens de Paris. Paris, M.DCCIII, in-12, p. 474[2], je lis le fait suivant qui paraît se rapporter à un cas d'anorchidie congéniale du côté gauche, je le reproduis textuellement à cause de son originalité.

« *Raport d'un homme impuissant.* Raporté par moy Maistre « Chirurgien Juré à Paris, et ordinaire en l'Officialité de la dite « Ville, certifie que de l'ordonnance de Monsieur l'Official je me « suis transporté ruë de Prouvaires quartier St. Eustache, en « la maison où est demeurant le Sieur Jean Baptiste Maribal, « Marchand à Paris aux fins de visiter les parties genitales, et « faire mon raport de son état de virilité. Surquoy par l'examen « de son scrotum que j'ay trouvé tres petit, flasque et vuide, j'ay « seulement observé au costé droit un petit testicule applati de la « grosseur d'une noisette, et suspendu à un cordon si delicat « que jay eu de la peine à le distinguer, entre mes doitgs, des « membranes de la bource. De plus je luy ay trouvé la verge tres « petite en toutes ses dimensions, si fletrie et si pendante que je « la croy incapable de la moindre érection. N'ayant pas au reste « plus de trois travers de doigts de longeur. Joint à cela que « je luy ay trouvé la voix grêle et féminine, point de poil au

---

1. Pavli Zacchiæ, *Quæstiones medico-legales*, Avenione, M.DC.LX, in-fol., Editio quinta, lib. II, tit. 3, quæst. 7, p. 100, 4.

2. Cette édition, qui est la première, ne porte que les initiales du nom de l'auteur, J. Devaux. Les autres éditions, 1730, 1743 et 1746, sont signées. On sait par la préface, que Devaux a emprunté la plus grande partie des modèles de rapports qu'il donne dans son livre, aux *Recueils manuscrits laissés par les chirurgiens ordinaires du roi en sa cour de parlement, ou en son châtelet de Paris.*

« menton ny aux parties naturelles, et le tein blême et inanimé.
« A toutes lesquelles marques j'estime que le dit sieur Maribal
« doit avec toute sorte de raison être mis au rang des froids
« et maléficiez, et être censé entierement inhabile à la gene-
« ration.

« Fait à Paris, ce 25 juin 1686. »

Meckel[1] rapporte que Schultzen[2] et Pallington[3] ont constaté
l'un et l'autre un cas d'absence du testicule.

Acrel[4], chez un homme privé du membre inférieur droit, ne
trouva qu'un seul testicule; c'était celui du côté gauche, il avait
deux fois le volume ordinaire, et il était situé au-devant du pubis.

En 1833, M. Ripault a présenté à la Société anatomique les
organes génitaux d'un homme chez lequel le testicule droit manquait complétement[5].

Blandin a rencontré un fait d'absence complète de l'appareil
testiculaire d'un côté[6].

M. John Thurnam, dans un travail intitulé *Case of Congenital
Malformation of Urinary Apparatus*[7], a fait connaître le résultat
de l'autopsie d'un enfant atteint d'anorchidie congéniale simple.

M. Velpeau dit qu'en 1827, il a rencontré dans les pavillons
de l'école pratique, un cas exactement semblable à celui de
Blandin. Il ajoute que M. Terreux lui a communiqué une observation analogue[8].

M. Page, de Carlisle, a constaté, en 1844, l'absence du testicule
gauche sur le cadavre d'un jeune homme de dix-sept ans[9].

M. Deville a disséqué, en 1848, un homme de 40 ans environ,

---

1. *Handbuch der pathologischen Anatomie*, Leipzig, 1812, in-8, p. 685.
2. *Descr. fœtus hydroc.* Upsal.
3. *Scelta di opusc. interess.* Milano, 1776, Vol. XVI, p. 93.
4. *Schwed.* Abh. Bd. 12, s. 19.
5. *Bulletins de la Société anatomique de Paris*, Paris, 1833, in-8, t. VIII, p. 221.
Voy. l'observation, p. 32.
6. *Anatomie topographique*, Paris, 1834, in-8; 2e édit., p. 442. Voy. l'obs., p. 30.
7. *London Medical Gazette*, vol. XX, 1836-1837, p. 717. Voy. l'observation, p. 37.
8. M. Velpeau, *Traité complet d'anatomie chirurgicale*, Paris, 1837, in-8; t. II, p. 192.
9. M. Curling, *Diseases of the Testis*, London, 1856, in-8, ch. i, p. 4.

chez lequel le testicule droit manquait complétement. Les organes
génitaux ont été montrés à la Société anatomique[1].

M. Follin a rapporté un fait d'absence congéniale du testicule
gauche[2].

En 1851, M. Gosselin a présenté à l'Académie de médecine de
Paris les voies spermatiques du nommé Bixenaër chez lequel le
testicule droit manquait congénialement[3].

Le *Traité d'anatomie pathologique* de M. Cruveilhier[4] renferme deux observations d'absence du testicule.

M. Paget dit avoir fait l'autopsie d'un homme privé congénialement de l'un des testicules. Du côté affecté, le canal déférent se terminait en un cul-de-sac arrondi vis-à-vis de l'anneau
externe du canal inguinal[5]. M. Paget ajoute que M. Stanley lui
a communiqué l'observation d'un homme de 30 à 40 ans, qu'il
avait eu comme malade à l'hôpital. Chez cet homme, d'un côté
le testicule et l'épididyme manquaient, et le canal déférent se
terminait brusquement à la partie moyenne du scrotum[6].

Dans mon mémoire intitulé, *Recherches sur les monorchides et
les cryptorchides chez l'homme*[7], j'ai donné (p. 16) le résultat de
l'autopsie d'un homme chez lequel, du côté droit, le testicule,
l'épididyme, une partie du canal déférent et la vésicule séminale
manquaient. Dans le même travail (p. 27), j'ai rapporté un fait
d'absence de l'épididyme et du testicule observé sur le vivant.

Les mémoires de la Société de biologie pour l'année 1856[8], et
mon travail intitulé *Études sur la monorchidie et la cryptorchidie*

---

1. *Bulletins de la Société anatomique de Paris*, Paris, 1848, in-8, vol. XXIII, p. 32;
je rapporte cette observation p. 28 et 29.

2. *Archives générales de médecine*, Paris, 1851, in-8, 4e série, t. XXVI, p. 280. Cette
observation est rapportée à la page 25 de ce Mémoire.

3. *Bulletins de l'Académie nationale de médecine*, Paris, 1851, in-8, vol. XVI.
p. 463. *Voy.* l'observation, p. 24.

4. Paris, 1856, in-8, t. III, p. 247, je rapporte ces observations pag. 34 et 35.

5. *Voy.* p. 33.

6. *London Medical Gazette*, London, 1841, in-8, for the session, 1840-1841. Vol. XXVIII,
p. 817 et p. 820. Je rapporte ces deux faits complétement p. 33 et p. 37, note 1.

7. Chez Victor Masson; Paris, mars 1856, in-8.

8. *Mémoires*, Paris, 1857, in-8, p. 353 et 442.

chez l'homme[1], renferment deux nouveaux faits d'anorchidie unilatérale que j'ai recueillis sur le vivant.

M. E.-Q. Le Gendre a présenté à la Société de biologie les organes génitaux d'un homme qui, du côté gauche, n'avait ni testicule, ni épididyme; la lésion était congéniale, car le scrotum ne présentait aucune trace de cicatrice[2].

Enfin, pendant l'impression de ce travail, MM. Le Gendre et Bastien ont publié dans la *Gazette médicale* deux observations d'absence congéniale de l'un des testicules[3].

ÉTAT DES ORGANES GÉNITAUX

L'anorchidie congéniale unilatérale imprime aux organes génitaux extérieurs un caractère tout particulier qui permet, non-seulement de diagnostiquer ce vice de conformation, mais encore d'indiquer d'une manière certaine la variété à laquelle il appartient, et cela sans que l'on soit obligé d'examiner les parties par le toucher.

Chez les hommes privés congénialement de l'un des testicules, la glande séminale du côté opposé étant descendue, on constate que les organes génitaux extérieurs ne sont pas symétriques; au-dessous de la verge, dont le volume varie suivant les individus, le scrotum forme une poche unique enveloppant le testicule.

L'anomalie est-elle complète? le scrotum manque d'une manière absolue du côté affecté. L'appareil séminal est-il représenté par l'épididyme et le canal déférent, ou par le canal déférent seulement? alors la peau forme une légère saillie au-dessous et sur le côté de la racine de la verge. Dans tous les cas, la portion du tégument qui correspond au scrotum qui manque, ne présente

---

1. Chez Victor Masson, Paris, 1857, in-8; p. 43 et 132.
2. *Mémoires de la Société de biologie*, an. 1856, Paris, 1857, in-8, p. 216. *Voy.* p. 29.
3. *Voy. Gazette médicale de Paris*, n° du 8 octobre 1859, p. 649 et 650. *Voy.* p. 26 et 34.

ni cicatrice, ni trajet fistuleux indiquant que la glande a été enlevée par l'instrument tranchant ou éliminée à la suite d'une affection chronique.

Si par la dissection on veut reconnaître les parties qui sont sous-jacentes à la peau, on découvre le fascia sous-cutané, l'aponévrose superficielle, puis on arrive sur un tissu cellulo-graisseux plus ou moins abondant, entre les mailles duquel rampent des vaisseaux artériels et veineux, assez nombreux, mais de petit calibre.

Lorsque l'appareil testiculaire est représenté au-dessous de l'anneau inguinal extérieur par l'épididyme et le canal déférent, ou par ce dernier seulement, on trouve, sous le tégument qui correspond au scrotum, le cordon spermatique appendu à l'anneau cutané du canal inguinal. Ce cordon, libre dans le tissu cellulaire, descend toujours moins bas que le testicule normal, et son extrémité inférieure vient s'insérer au tégument.

Il est constitué de dehors en dedans par quelques fibres du crémaster, éparpillées et appliquées sur la tunique vaginale commune, au-dessous de laquelle on voit la séreuse vaginale. Celle-ci offre une disposition différente suivant les variétés de l'anomalie; ainsi, lorsque l'appareil séminal est représenté par l'épididyme et le canal déférent, la séreuse tapisse la face externe de l'épididyme, la tête de cet organe, et une partie de son bord antérieur, puis se porte sur sa face interne sans offrir le moindre rapport avec le canal déférent.

Du côté de l'anomalie, n'y a-t-il que le canal déférent? la tunique vaginale forme alors une sorte de poche renflée inférieurement, et placée devant cet organe comme on le voit dans les figures 1 et 2 de la planche IV. Ainsi, la séreuse entraînée lors de la descente de l'épididyme et du canal déférent, ou de ce dernier seulement, conserve, avec ces organes, les mêmes rapports que dans l'abdomen.

Il peut arriver que la tunique vaginale soit oblitérée à 1 ou à 2 centimètres au-dessus de l'épididyme, ce qui permet la formation d'une hydrocèle, dont le diagnostic sera embarrassant. Mais, plus souvent, la séreuse communique librement avec la cavité péritonéale, ce qui facilite la production d'une hernie congéniale du côté affecté, bien qu'il soit privé en réalité de la plus grande partie de l'appareil testiculaire.

J'ai dit que les différents éléments du cordon étaient réunis par du tissu cellulaire; un kyste, dont le diagnostic sera difficile, peut se développer dans ce point.

Dans l'anorchidie congéniale, lorsqu'il y a un épididyme, cet organe est disposé comme à l'ordinaire, seulement il est moins volumineux que lorsqu'il accompagne le testicule. Sa consistance, sa couleur n'offrent rien de spécial. Les canalicules qui le composent se laissent pénétrer par l'injection comme le montrent la planche I et la figure 1 de la planche II qui représentent les pièces disséquées par MM. Gosselin et Follin [1]. Quant au canal déférent, un peu plus petit que d'ordinaire, il est placé derrière l'épididyme, et il occupe la partie la plus postérieure du cordon. L'injection le pénètre parfaitement. Du point de jonction de l'épididyme et du canal déférent, on voit partir des fibres qui unissent ces organes au tégument. Ces fibres correspondent au faisceau moyen du gubernaculum, sans lequel l'appareil séminal ne serait pas descendu dans le scrotum.

Lorsque le canal déférent existe seul, placé à la partie postérieure du cordon, en arrière de la séreuse vaginale, il présente, à peu de chose près, son volume normal; seulement en bas, il se replie diversement et se termine par une extrémité renflée et légèrement recourbée en avant, comme on le voit dans les figures 1 et 2 de la planche IV.

Je viens de dire que, chez l'homme atteint d'anorchidie congéniale unilatérale, l'appareil testiculaire pouvait être représenté d'un côté par l'épididyme et le canal déférent. En 1851, M. Gos-

1. *Voy.* p. 24 et 25.

selin a mis sous les yeux de l'Académie de Médecine les voies
spermatiques du nommé Bixenaër[1], qui présentait cette singulière
anomalie[2].

Cet individu, dit-il, n'avait à droite qu'un rudiment du testicule, tandis que la glande séminale gauche présentait un volume
considérable. *Le testicule proprement dit manquait entièrement du
côté droit, mais l'épididyme y existait.* M. Gosselin, ayant placé
un tube dans le canal déférent, a pu y faire pénétrer, au moyen
d'un appareil à pression mercurielle, de l'essence de térébenthine colorée par du bleu de Prusse ; la matière à injection a
rempli la queue, le corps et la tête d'un épididyme qui présentait
bien les caractères de l'état normal[3], mais au-dessous duquel on
ne trouvait de rudiment, ni de la tunique albuginée, ni même de
la tunique vaginale ; il n'y avait qu'un peu de graisse.

Malgré l'absence complète des vaisseaux séminifères, les autres
voies excrétoires étaient à l'état normal, on ne voyait qu'une différence à peine appréciable entre le canal déférent et la vésicule
de ce côté et les mêmes parties du côté opposé.

La vésicule séminale, du côté correspondant à l'arrêt de développement, était pleine d'un liquide jaunâtre qui ne contenait
pas de spermatozoaires, tandis que la vésicule gauche en renfermait une grande quantité.

M. Gosselin n'a pu obtenir de renseignements complets sur
cet individu ; mais il a pensé avec raison, suivant moi, que l'absence du testicule était congéniale.

M. Follin a constaté un fait semblable sur un homme d'une
trentaine d'années, dont le testicule droit était normal. Du côté
gauche, la poche scrotale semblait complétement vide, toutefois,

---

1. Condamné à mort et exécuté le 31 janvier 1851, pour viol suivi d'assassinat sur une
jeune fille de 13 ans. Les organes génitaux de cet homme sont conservés au Musée Dupuytren. Maladies de l'appareil génito-urinaire, n° 318.

2. Je crois devoir reproduire presque textuellement la plus grande partie de la note
qui accompagnait cette présentation. (*Voy. Bulletins de l'Académie nationale de médecine,*
Paris, 1851, in-8, t. XVI, p. 463).

3. *Voy.* la planche I que je dois à l'obligeance de mon ami M. le Dr Camus.

un petit noyau restait perceptible à la pression des doigts, sur le scrotum.

M. Follin, ayant recherché si un canal déférent s'engageait à l'orifice supérieur du canal inguinal, dit : « L'ayant trouvé, j'y « introduisis, à l'aide d'un appareil à pression, de la térébenthine « colorée en bleu. Le liquide coloré fila avec rapidité, et alla rem- « plir les nombreuses flexuosités d'un petit corps qui occupait le « scrotum. En déroulant ces circonvolutions, il était facile d'al- « longer ce petit organe ; l'injection se terminait dans une sorte « de filament en cul-de-sac [1], au delà duquel on ne constatait « rien. Je vais citer quelques mesures. »

« Le canal déférent du côté normal avait, depuis la vésicule « séminale jusqu'aux premières flexuosités de ce canal, 32 centi- « mètres ; du côté anormal, il n'en avait que 30. Après avoir « déroulé l'épididyme, on en trouvait à peu près 6 centimètres de « long ; du côté opposé, le testicule normal avait 4 centimètres « et demi d'étendue. »

« Tous ces enroulements de l'épididyme étaient situés au milieu « d'un tissu cellulo-graisseux assez serré, mais nulle part on « n'aperçoit de trace de cavité vaginale. Les deux vésicules sé- « minales n'avaient pas le même volume : celle du côté gauche, « était moins volumineuse que celle du côté droit. Toutes deux « contenaient un liquide, mais à droite c'était un liquide plus « épais, mieux lié, et qui, au microscope, offrait un grand nombre « de spermatozoïdes. Dans la vésicule séminale gauche le liquide « était plus incolore, légèrement brunâtre, et, au microscope, on « n'y trouvait pas trace de spermatozoïdes. Mais, dans ce liquide, « on voyait une très-grande quantité de grands globules, assez ré- « gulièrement arrondis, inégaux en volume, légèrement jaunâtres, « et qui m'ont paru s'accroître ou diminuer, comme le font cer- « tains grands globules huileux ; serait-ce là un mode vicié de la

1. *Voy.* la fig. 1 de la planche II dont le dessin m'a été communiqué par M. Follin. La pièce anatomique est conservée au Musée Dupuytren. Maladies de l'appareil génito-urinaire, n° 317.

« sécrétion de ces organes inutiles? Je suis disposé à l'admettre[1]. »

M. Le Gendre paraît avoir observé un fait du même genre sur un enfant âgé de 2 à 3 mois dont le testicule droit était dans le scrotum, tandis que la glande séminale gauche manquait d'une manière absolue. De ce côté, le canal déférent normalement développé, « traversait le canal inguinal et venait se terminer brus-
« quement un peu au-dessous de l'orifice externe du canal, dans
« un petit corps jaunâtre, aplati, de l'épaisseur d'une tête
« d'épingle et environné de tous côtés d'un tissu rougeâtre. Du
« côté du petit bassin, le canal déférent se rendait à une vésicule
« séminale normale aussi développée que celle du côté opposé. »
M. Le Gendre dit que l'on peut regarder le petit corps qui terminait le canal déférent comme le rudiment d'un épididyme[2].

Dernièrement, M. Almagro, interne des hôpitaux, m'a donné un fœtus long de 16 centimètres et de 4 mois environ, sur lequel j'ai constaté l'absence congéniale de l'un des testicules. Ayant ouvert ce fœtus, j'ai trouvé le testicule droit dans la fosse iliaque à 5 millimètres au-dessous du rein, à 1 millimètre envi-
ron de l'orifice abdominal du canal inguinal. Il avait la forme d'un haricot et mesurait 5 millimètres de hauteur sur 3 milli-
mètres de largeur. Son bord interne était convexe, son bord externe était concave, et la face qui dans le scrotum, aurait été interne, était postérieure, et reposait sur la fosse iliaque.

L'épididyme placé en dehors du testicule avait 4 millimètres de longueur, et, comme on peut le voir planche III, son extré-
mité supérieure offrait une sorte d'appendice ayant la forme d'un petit crochet, disposition que j'ai observée sur l'épididyme du cheval et du mulet. Par son extrémité supérieure, il adhérait au testicule; il s'en séparait plus bas, et dans l'espace intermédiaire entre ces deux organes, on voyait une petite masse rouge allongée formée par des vaisseaux. Son extrémité inférieure passait der-

1. *Archives générales de médecine*, Paris, 1851, in-8, 4ᵉ série, t. XXVI, p. 280.

2. *Gazette médicale de Paris*, 8 octobre 1859, p. 650.

rière le faisceau testiculaire du gubernaculum, organe auquel il s'insérait, puis il se continuait avec le canal déférent. Celui-ci remontait un peu, puis contournait la vessie et venait se rendre à la prostate.

En examinant l'épididyme au microscope, ou seulement avec une forte loupe, on apercevait dans l'intérieur de cet organe un petit canal blanchâtre légèrement contourné et disposé comme le conduit de la semence, dans la première partie du canal déférent de l'ours.

A gauche, le testicule manquait; mais l'épididyme avait la forme, la longueur, le volume et la disposition de celui du côté opposé. Il reposait sur la fosse iliaque ; et son extrémité supérieure était libre et mobile. Toutefois, elle était un peu maintenue par le repli séreux enveloppant les vaisseaux spermatiques. A son bord interne un peu concave, on voyait une petite masse allongée, rouge, formée par des vaisseaux, et absolument semblable à celle qui existait entre le testicule et l'épididyme droits.

L'extrémité inférieure de l'épididyme gauche formait un coude à son point de jonction avec le canal déférent. Dans cet endroit s'insérait le gubernaculum testis.

Dans l'épaisseur de l'épididyme on voyait un conduit blanchâtre contourné, en tout semblable à celui existant dans l'épididyme droit.

Ce fœtus, dont les deux moitiés étaient d'un volume égal, avait un petit diverticulum de l'intestin grêle. Il ne présentait pas d'autres vices de conformation[1].

Dans l'anomalie que je décris, le plus souvent l'appareil séminal est représenté par le canal déférent descendu seul dans le scrotum. En 1854, étant interne à l'hôpital du Midi, j'ai constaté un fait de ce genre que je vais rapporter. Les figures 1, 2 et 3 de la planche IV en représentent les différents détails.

---

1. Je crois devoir rappeler que cette pièce a été présentée à la Société de biologie dans la séance du 1er octobre 1859.

OBSERVATION. — Patrin (Antoine-Joseph), 52 ans, mécanicien, entré à l'hôpital du Midi, salle 9, lit 9, le 7 septembre 1854, meurt le 19 de ce mois, à la suite de néphrite et d'abcès urineux.

A l'autopsie de cet homme, je trouve entre la vessie et le rectum, qui est repoussé à droite, une tumeur extrêmement volumineuse occupant la plus grande partie de la moitié gauche du petit bassin. Cette tumeur est formée par un rein unique, dont le calice énormément dilaté communique avec la vessie par deux uretères courts et larges. A gauche, le testicule, l'épididyme, le canal déférent et la vésicule séminale sont parfaitement disposés. A droite, l'appareil séminal est représenté seulement par un cordon appendu à l'anneau cutané du canal inguinal et long de 9 centimètres environ. Ce cordon, libre dans le tissu cellulaire des bourses et terminé par une extrémité arrondie, semble tout d'abord constitué par du tissu cellulo-graisseux ; mais un examen attentif montre qu'il est formé en avant par une poche séreuse, continue en haut avec le péritoine, étranglée au niveau du canal inguinal, mais susceptible d'acquérir, lorsqu'elle est insufflée, 15 millimètres de diamètre à son extrémité inférieure. En arrière de cette poche vaginale, j'aperçois le canal déférent. Cet organe, peu volumineux dans le canal inguinal, se renfle, devient flexueux dans le scrotum, et cesse brusquement en arrière et un peu au-dessous du cul-de-sac séreux auquel il est intimement uni. Comme il n'a pas été injecté, je ne puis savoir exactement de quelle manière il se termine. Néanmoins, son extrémité inférieure a le volume et l'aspect que présente d'ordinaire le canal déférent, dans le point où il se continue avec l'épididyme. En haut, je ne puis suivre l'extrémité supérieure du canal déférent droit, plus loin que l'orifice abdominal du canal inguinal au niveau duquel il se perd. La vésicule séminale droite manque complétement. Ainsi, chez le sujet de cette observation il y a, du côté droit, absence congéniale du rein, du testicule, de l'épididyme, de la portion abdominale du canal déférent et de la vésicule séminale.

M. Deville a communiqué à la Société anatomique un fait à

peu près semblable à celui que je viens de rapporter. Je le reproduis, tout en regrettant qu'il ne soit pas accompagné de détails
véritablement indispensables. Il s'agit d'un homme de 40 ans
environ, dont les organes génitaux offraient la disposition suivante : le scrotum n'avait rien d'anormal. Le testicule gauche,
petit, allongé, aplati, était arrêté dans le canal inguinal. L'épididyme était peu volumineux. Le canal déférent qui en partait,
au lieu de pénétrer de suite dans l'abdomen, descendait à travers
l'anneau inguinal jusqu'au fond du scrotum, après quoi il remontait à travers l'anneau inguinal pour suivre son trajet habituel ; il formait ainsi une anse extrêmement allongée placée dans
le scrotum. Du même côté, il y avait un varicocèle volumineux.
*Du côté droit, le testicule manquait complétement. En effet,
M. Deville a poussé une injection dans le canal déférent; celle-ci
a pénétré jusqu'à l'épididyme sans pouvoir aller plus loin, le canal
cessant brusquement*[1].

En 1856, M. Le Gendre a lu à la Société de biologie l'observation d'un homme qui, à l'autopsie, n'a présenté d'un côté ni
testicule, ni épididyme. Je reproduis textuellement cette note.

« Un homme de 38 ans, mort de péritonite, dans le service de
« M. le docteur Gubler, à l'hôpital Beaujon, fut envoyé à l'am-
« phithéâtre des hôpitaux, pour être livré aux dissections.

« Ce cadavre, dont l'abdomen et le thorax avaient été ouverts
« pour l'autopsie, attira mon attention par la forme particulière
« du scrotum, qui était très-allongé. A l'examen de cette région,
« je trouvai qu'elle ne renfermait qu'un seul testicule d'un volume
« assez considérable, occupant le tiers moyen et inférieur du
« scrotum. C'était donc un cas d'ectopie testiculaire ; sa dissection
« minutieuse pouvait seule faire connaître les détails de cette
« anomalie.

« La peau du scrotum ne présentait aucune trace de cicatrice ;
« la ligne brune à laquelle on donne le nom de raphé existait,

---

1. *Bulletins de la Société anatomique de Paris*, Paris, 1848, in-8, t. XXIII, p. **32**.

« mais elle était entièrement déviée à gauche de la région des
« bourses. En explorant avec le plus grand soin cette région, on
« trouvait un seul testicule, assez mobile, de forme régulière, qui
« appartenait au côté droit, ainsi que nous l'apprendra la suite de
« la dissection. Ayant ouvert la tunique vaginale, le testicule pa-
« raissait avoir son volume ordinaire ; il mesurait en longueur
« 4 centimètres 5 millimètres, et en largeur 3 centimètres 2 milli-
« mètres. L'ayant isolé du cordon pour avoir son poids total, je
« trouvai 16 grammes 5 décigrammes, puis ayant disséqué avec
« soin les adhérences de l'épididyme pour le séparer du testicule,
« cet organe pesa alors 14 grammes 4 décigrammes. Quant au
« cordon déférent et aux vaisseaux qui l'accompagnent, ils offraient
« une disposition tout à fait normale.

    « Le côté gauche du scrotum ne présentait aucune trace de
« testicule au toucher ; mais lorsqu'on remontait vers le canal
« inguinal, on constatait à travers la peau l'existence du cordon
« déférent. Comme dans l'autopsie, ce canal avait été coupé près
« de la paroi abdominale, je pratiquai une injection avec le mer-
« cure afin de bien suivre sa terminaison dans le scrotum. La
« dissection du canal inguinal montra le cordon déférent avec
« son volume normal, traversant régulièrement l'anneau inguinal
« externe ; mais à 2 centimètres au-dessous, ce conduit prenait
« l'apparence d'un cordon fibreux, imperméable à l'injection au
« mercure, et en le suivant avec le plus grand soin, on le voyait
« se dissocier en filaments blanchâtres ayant l'apparence du tissu
« fibreux et venant s'épanouir dans le lieu où doit se rencontrer
« le testicule à l'état normal. Dans ce point, on pouvait détacher
« d'une manière incomplète une membrane fibreuse formant une
« espèce d'enveloppe à un petit corps du volume d'une lentille
« environ, d'une consistance assez ferme, de couleur rougeâtre.
« L'examen au microscope ne put faire rencontrer dans cette
« partie qui restait pour représenter le testicule, aucun élément
« glandulaire ; mais seulement du tissu fibreux sous forme de
« filaments entremêlés d'un très-grand nombre de vaisseaux capil-

« laires. Ces vaisseaux se retrouvaient accompagnant dans la
« région scrotale le cordon déférent oblitéré, et dans la région
« inguinale le plexus veineux qui entourait le cordon présentait
« les mêmes dimensions capillaires qui rendaient impossible la
« distinction des veines et des artères. Après avoir constaté ce
« fait d'absence du testicule, il restait à étudier l'état des vésicules
« séminales. Les deux cordons déférents qui se rendaient à la
« pointe de ces vésicules offraient la même apparence de volume.
« Après avoir isolé complétement les vésicules séminales du tissu
« cellulaire environnant, tout en conservant leurs adhérences à
« la prostate, on trouvait comme dimensions pour la vésicule
« du côté droit, 4 centimètres 5 millimètres en longueur, et 1 cen-
« timètre 6 millimètres en largeur ; pour la vésicule du côté gauche,
« 4 centimètres 8 millimètres en longueur, et 1 centimètre 8 milli-
« mètres en largeur. En outre, cette petite différence de volume
« entre ces deux organes se reconnaissait surtout à l'état de plé-
« nitude plus complet de la vésicule séminale gauche qui était
« plus saillante et présentait trois lobules, tandis que la vésicule
« du côté droit, plus aplatie, offrait seulement deux lobules dis-
« tincts. En pressant ces deux réservoirs, on voyait sourdre leur
« liquide par les deux conduits éjaculateurs de chaque côté de la
« crête urétrale. Le liquide contenu dans les deux vésicules
« séminales était complétement coagulé ; du côté gauche, il
« ressemblait à une espèce de gelée de couleur jaunâtre, tandis
« qu'à droite il était plus diffluent.

« L'examen au microscope m'a fait voir que le liquide de la
« vésicule séminale droite renfermait un grand nombre de sper-
« matozoïdes parfaitement développés ; au contraire, il n'y avait
« aucune trace de ces animalcules dans le liquide pris dans les
« différents lobules de la vésicule séminale gauche : les seuls élé-
« ments que l'on y rencontrait étaient des cellules épithéliales de
« petite dimension dont le plus grand nombre étaient infiltrées de
« graisse ; des gouttelettes huileuses et une matière amorphe géla-
« tiniforme dont l'apparence variait suivant la pression du verre.

« L'étude anatomique de ce fait soulève plusieurs questions
« d'une certaine importance. Et d'abord, dans quelle catégorie
« doit-on ranger ce cas de monorchide? Dans les nombreuses
« observations qui ont été publiées sur ce sujet, je n'ai pas ren-
« contré de fait analogue : le testicule est toujours indiqué comme
« arrêté dans sa migration, au niveau du canal inguinal. Dans ce
« cas, au contraire, le trajet du canal déférent indiquait bien la
« descente du testicule dans le scrotum; mais il était impossible
« de retrouver aucune trace de cet organe. Or, dans tous les cas
« où l'on a observé cette atrophie avec dégénérescence fibreuse du
« testicule, on a toujours retrouvé quelques éléments de cette
« glande, tandis qu'ici tout était confondu, éléments fibreux et
« éléments vasculaires. Je rapprocherai donc plutôt ce fait de ceux
« qui ont été décrits dans le travail de M. le Dr Follin, dans les-
« quels il y avait atrophie complète du testicule, mais avec con-
« servation de l'épididyme. Dans notre observation, il y avait à
« la fois atrophie de l'épididyme et du testicule. Enfin la disposi-
« tion capillaire des vaisseaux du cordon semblait bien indiquer
« que cette anomalie datait d'un temps très-éloigné, soit de
« l'époque de la naissance, si même elle ne lui était pas anté-
« rieure. Quant à la cause qui a ainsi atrophié l'organe testiculaire,
« rien ne peut ici nous l'indiquer, et les renseignements sur ce
« malade manquent pour connaître si cette anomalie était congé-
« niale ou accidentelle[1]. »

Le canal déférent ne descend pas toujours très-bas au-dessous
du canal inguinal, comme le montre le fait suivant :
« M. Ripault présente une pièce provenant d'un individu qui
« n'avait qu'un testicule; l'inspection démontre que de l'autre
« côté le testicule n'existe pas; le canal déférent parti de la vési-
« cule séminale, franchit l'anneau et vient s'épanouir dans les

---

1. *Mémoires de la Société de biologie*, année 1856, Paris, 1857, in-8, comptes rendus, p. 216.

« téguments, comme chez la femme le ligament rond dans l'aine ;
« la vésicule de ce côté contient un liquide muqueux. Malgré l'ab-
« sence de cicatrices, on se demande si le testicule n'a pas été
« enlevé ; le malade assurait que non ; on ne peut croire à l'atro-
« phie ; car, dans ce cas, le testicule ne disparaît jamais com-
« plétement[1]. »

Parfois il se termine brusquement au niveau de l'anneau cutané du canal inguinal. M. Paget a publié dans le *London Medical
Gazette* une observation de ce genre que je traduirai ainsi :

« Faisant l'autopsie d'un homme robuste de 71 ans, qui avait
succombé à une inflammation aiguë de l'œsophage, je vis avec
surprise qu'il paraissait n'avoir qu'un testicule ; le scrotum, petit,
ratatiné, ne présentait pas de raphé à sa partie antérieure. En
arrière, le raphé périnéal se continuait un peu sur le scrotum. Le
pénis, de volume ordinaire, pendait entre la cuisse gauche et
la moitié gauche du scrotum. La vessie, la prostate et les vésicules séminales étaient saines et bien disposées. Toutefois, la
vésicule séminale gauche était moins développée que celle du côté
droit. L'une et l'autre contenait le liquide brunâtre qu'elles
renferment ordinairement. A droite, le canal déférent et le testicule étaient bien disposés. A gauche, le canal déférent suivait
son trajet ordinaire à partir du canal éjaculateur jusqu'à l'anneau
inguinal abdominal ; là, rencontrant les autres parties du cordon
spermatique, il s'élargissait, devenait un peu tortueux, et après
deux à trois courbures, il se terminait en un cul-de-sac arrondi
presque vis-à-vis de l'anneau cutané du canal inguinal[2]. Il
avait son diamètre ordinaire et il était perméable jusqu'à son
extrémité. Le reste du cordon spermatique descendait à la partie
inférieure du scrotum, s'épanouissait dans ce point en formant
une petite masse aplatie, ovalaire, adhérente au tissu cellulaire
environnant, rendu plus distinct par sa structure plus serrée.

1. *Bulletins de la Société anatomique de Paris*. Paris, 1833, in-8, t. VIII, p. 221.
2. *Voy.* la fig. 4 de la planche XIV que je dois à l'obligeance de M. Curling.

Cette partie du cordon spermatique ne présentait aucune trace d'un canal oblitéré; mais elle semblait composée seulement de tissu cellulaire. A son extrémité, il n'y avait aucune cavité, ni rien ressemblant à une tunique albuginée ou à aucune autre partie du testicule. L'artère spermatique gauche, très-petite, venait de l'artère rénale gauche et suivait son trajet ordinaire dans le canal inguinal. Ne l'ayant pas injectée, je n'ai pu la suivre au delà de l'extrémité close du canal déférent. Les anneaux inguinaux n'offraient rien de spécial [1]. »

M. Cruveilhier [2] rapporte un cas semblable. « Sur un sujet, « âgé de 25 ans environ, dit-il, j'ai trouvé qu'il y avait absence « de testicule d'un côté, sans trace de cicatrice. La vésicule sémi- « nale du même côté était atrophiée; le cordon déférent, égale- « ment atrophié, qui émanait de cette vésicule, pénétrait dans « le trajet inguinal, qu'il traversait, et se terminait brusquement « à son orifice externe. Point de crémaster de ce côté, à moins « qu'on ne considère comme vestige de ce muscle un petit cordon « fibreux. »

Enfin, pendant l'impression de ce mémoire, MM. Le Gendre et Bastien ont publié dans la *Gazette médicale de Paris* [3] l'observation d'un fœtus dont les organes génitaux étaient ainsi disposés : à droite, le testicule était dans le scrotum; à gauche, la glande séminale et l'épididyme manquaient. Quant au canal déférent, il arrivait jusqu'à l'orifice externe du canal inguinal; là, il semblait se terminer en plusieurs filaments qui se perdaient insensiblement et se confondaient avec le gubernaculum testis. Les vaisseaux testiculaires gauches, accompagnaient le canal déférent jusqu'au fond du canal inguinal et se perdaient dans le tissu cellulaire du scrotum, où, ils s'anastomosaient avec les vaisseaux des bourses. L'artère déférentielle existait. L'artère

1. *London Medical Gazette*, London, 1841, in-8, for the session 1840 et 1841, vol. XXVIII, p. 817. La pièce anatomique disséquée par M. Paget est conservée à Londres dans le Musée de l'hôpital Saint-Barthélemi, sér. 23, n° 92, N. S.
2. *Traité d'anatomie pathologique*, Paris, 1856, in-8, t. III, p. 247.
3. N° du 8 octobre 1859, p. 649.

testiculaire était aussi volumineuse que celle du côté droit ; les vésicules séminales avaient les mêmes dimensions.

Du côté de l'anomalie, le testicule, l'épididyme, et la plus grande partie du canal déférent peuvent manquer, comme dans le fait suivant que j'emprunte à M. Cruveilhier :

« En disséquant le corps d'un adulte, à l'hôpital Saint-Antoine, « (c'était en 1812), je m'aperçus qu'il n'y avait point de testicule « du côté gauche. Ma première idée fut qu'on avait fait à cet « homme l'opération de la castration ; mais il n'existait aucune « trace de cicatrice aux téguments. Je crus que j'allais trouver le « testicule derrière l'anneau. J'ouvris donc l'abdomen, et j'exa- « minai très-attentivement les viscères, surtout aux régions lom- « baire et iliaque gauches : point de testicule. Surpris de ce phé- « nomène, je divisai le bassin, comme pour la préparation de la « vessie, je disséquai les vésicules séminales, je trouvai la vési- « cule séminale du côté gauche beaucoup moins volumineuse que « celle du côté droit ; de sa partie interne naissait à la place du « canal déférent, un petit cordon fibreux qui, après quelques « pouces de trajet dans la direction accoutumée, se perdait dans « le tissu cellulaire [1]. »

M. le professeur Denonvilliers a bien voulu me communiquer une observation semblable que je reproduis textuellement :

« En 1838, pendant que j'étais prosecteur de la Faculté, j'ai « disséqué un cadavre qui, d'un côté, n'avait ni testicule, ni épi- « didyme, ni canal déférent. J'ai recherché ces parties sans succès « dans le canal inguinal et dans l'abdomen. Du côté de l'ano- « malie, il y avait un vestige de la vésicule séminale d'où partait « un rudiment de canal déférent qui cessait bientôt. Une injection « artérielle n'a point été faite, le scrotum ne présentait aucune « trace d'opération. »

---

1. M. Cruveilhier, *Traité d'anatomie pathologique générale*, Paris, 1856, in-8, t. III p. 247.

L'appareil séminal, représenté par le testicule, l'épididyme, le canal déférent et la vésicule séminale, peut manquer complétement d'un côté. Blandin cite un fait de ce genre : « Dans un « cas, dit-il, je n'ai rencontré qu'un seul testicule, et la plus scru- « puleuse dissection n'a pu me faire découvrir dans l'abdomen « celui qui manquait ; il n'y avait non plus de ce côté aucune « trace du cordon, du canal déférent et de la vésicule correspon- « dante ; aucune incision d'ailleurs n'existait sur le scrotum[1]. »

M. Velpeau dit avoir rencontré, en 1827, un fait exactement semblable à celui de Blandin, sur le cadavre d'un sujet de 50 à 60 ans, chez lequel il n'y avait en outre, ni artères, ni veines spermatiques. Il ajoute que M. Terreux, auquel il le montra, lui fit part d'une observation en tout pareille, recueillie par lui deux ans auparavant[2].

VARIÉTÉS

Sous ce titre, je rapporterai quelques observations relatives à l'état du testicule qui existe seul. Le plus souvent il est placé dans le scrotum, et parfaitement sain, comme dans le fait suivant que j'ai recueilli en 1857.

OBSERVATION. — Antoine Arv., 20 ans, maçon, entré le 7 mars 1857 à l'hôpital de la Charité, salle Saint-Ferdinand, lit n° 3, a les organes génitaux disposés de la sorte :

Du côté droit, le testicule est normal ; il y a un scrotum et une hernie inguinale.

Du côté gauche, pas de scrotum. Le testicule et l'épididyme manquent. L'appareil séminal paraît représenté par le canal déférent renflé inférieurement, en avant duquel on distingue une masse molle, inégale, qui me semble être formée par l'extrémité

---

1. Blandin, *Anatomie topographique*, Paris, 1834, in-8, 2ᵉ édit., p. 442.
2. M. Velpeau, *Anatomie chirurgicale*, Paris, 1837, in-8, 3ᵉ édit., t. II, p. 192.

épaissie de la tunique vaginale. Ce vice de conformation est congénial [1].

Il peut être descendu, mais être enflammé, comme chez un
malade que j'ai examiné à l'hôpital du Midi.

OBSERVATION. Le nommé Louis Chen., âgé de 20 ans, garçon
boucher, tempérament lymphatique, est entré le 5 février 1856, à
l'hôpital du Midi, salle 3, lit 22. Cet homme a contracté un écoulement en décembre 1855; le 26 janvier 1856, épididymite du
côté gauche, pour laquelle Chen. entre à l'hôpital, le 5 février.
Bientôt des abcès se développent dans le scrotum, ce qui me fait
croire que l'orchite est de nature strumeuse.

Chen. n'a pas de testicule droit; mais dans la moitié correspondante du scrotum, on reconnaît l'existence d'un petit cordon,
long de 2 centimètres à peu près, qui paraît appendu à l'orifice
cutané du canal inguinal. Aussi suis-je porté à supposer que chez
cet homme l'appareil séminal droit offre une disposition semblable
à celle indiquée dans l'observation du nommé Patrin [2].

D'autres fois il est arrêté au niveau de l'un des points qu'il avait
à parcourir pour arriver dans le scrotum.

Dans un travail ayant pour titre : *Case of Congenital Malformation of the Urinary Apparatus,* publié dans le *London Medical
Gazette,* t. XX, for the session 1836-1837, p. 717, M. John
Thurnam a publié un fait de ce genre; il s'agit d'un enfant
de 4 mois, qui, à l'autopsie, présenta plusieurs anomalies. Chez

---

1. M. Stanley a communiqué à M. Paget un fait à peu près semblable, qu'il a observé sur un des malades de son hôpital. Cet homme âgé de 30 à 40 ans, bien constitué
du reste, affirmait nettement n'avoir jamais eu dans le scrotum qu'un seul testicule.
Du côté où la glande séminale manquait, on suivait distinctement le canal déférent
avec les autres éléments du cordon, à partir du canal inguinal, jusqu'au milieu du
scrotum; là, il cessait brusquement et on ne trouvait rien qui ressemblât à un testicule.
Ce malade ne présentait aucune trace de blessure ou d'une affection des autres parties
des organes génitaux. (*London Medical Gazette,* London, 1841, in-8, vol. XXVIII, for
the session, 1840-1841, p. 820.)

2. *Voy.* observ., p. 28.

cet enfant, le testicule droit, resté dans la cavité abdominale, était dans la fosse iliaque, immédiatement au-dessus du canal inguinal. Du côté gauche, la glande séminale ne paraissait pas avoir été formée, les vaisseaux spermatiques se terminaient à une petite masse de graisse. Il y avait un canal déférent aussi bien développé que celui qui partait du testicule normal. M. Thurnam ne dit pas jusqu'où allait le canal déférent.

M. Deville rapporte une observation analogue [1], et moi-même, en 1857, j'ai observé à la consultation de l'hôpital de la Charité, un fait semblable sur un enfant de 5 ans et demi; je crois devoir le rappeler sommairement.

OBSERVATION. — Joseph Mondel., âgé de 5 ans et demi, m'a été présenté le 14 janvier 1857. Cet enfant, qui est faible, pâle, a des frères bien conformés.

Ses organes génitaux offrent la disposition suivante : le scrotum, divisé sur la ligne moyenne, est à peine indiqué.

Le testicule droit, du volume d'un petit haricot, est situé dans le canal inguinal; mais, par la pression, on peut le faire descendre à la partie supérieure du scrotum.

Du côté gauche, on sent dans la bourse un petit cordon aplati et arrondi inférieurement, qui me semble être un canal déférent rudimentaire, représentant à lui seul l'appareil séminal de ce côté. Il n'y a pas de hernie inguinale.

DIAGNOSTIC

L'homme qui a un testicule normal, tandis que l'appareil séminal du côté opposé manque d'une manière absolue, a les organes génitaux extérieurs non symétriques et disposés de la sorte : le pubis est couvert de poils; au-dessous de la verge, dont le volume est normal, le scrotum n'est pas bilobé ; mais il forme au-

1. *Voy.* p. 28.

dessous et sur le côté de la racine de cet organe une poche unique enveloppant le testicule, dont les dimensions varient nécessairement suivant les individus. Ainsi, il n'y a pas de scrotum du côté où l'appareil séminal manque complétement au-dessous de l'anneau cutané du canal inguinal.

Si cet appareil est représenté au-dessous du canal inguinal par l'épididyme et le canal déférent, ou par ce dernier seulement, le scrotum est un peu indiqué. Ce signe étant constant, l'aspect seul des organes génitaux extérieurs permettra assez bien d'annoncer l'anomalie que je décris, et même la variété à laquelle elle appartient.

Lorsqu'on presse entre les doigts, la portion de peau qui correspond au scrotum, chez l'homme privé d'une manière absolue de l'appareil testiculaire d'un côté, on ne trouve rien. Au contraire, si de ce côté le testicule manque, et si l'appareil spermatique est représenté par le canal déférent, par le toucher on distingue un cordon d'un volume variable, appendu à l'anneau cutané du canal inguinal. J'ai constaté ce fait chez les nommés Arv., Chen., et Mondel.[1]. Ce cordon, d'un diamètre supérieur à celui d'une très-forte plume d'oie, est libre dans le tissu cellulaire sous-jacent à la peau. Appendu à l'orifice cutané du canal inguinal, dans lequel il se continue supérieurement, il se termine en bas par une extrémité arrondie. Tout d'abord, il semble formé de parties uniformes ; mais, si on le presse avec attention entre le pouce et l'index, en faisant filer entre les doigts les éléments qui le constituent, on reconnaît qu'il est formé de parties diverses, de consistance variable, en arrière desquelles on distingue parfaitement le canal déférent, dur, résistant au toucher ; ce canal, à sa partie inférieure, devient inégal, bosselé, et se termine par une extrémité arrondie, volumineuse, et un peu recourbée en avant.

Parfois on trouve, au devant du canal déférent, une petite masse inégale, aplatie, et se laissant facilement déprimer ; dans

1. *Voy.* observ., p. 36, 37 et 38.

un cas de ce genre, j'ai cru à l'existence d'un épaississement de la tunique vaginale [1].

Je n'ai pas eu l'occasion, comme MM. Gosselin et Follin [2], d'observer des individus chez lesquels l'appareil séminal était représenté seulement par le canal déférent et l'épididyme descendus dans les bourses. Dans ce cas, il est probable que l'on doit sentir au devant du canal déférent, l'épididyme formant un corps dur, allongé, terminé en haut par une extrémité arrondie.

Le plus souvent, il est facile de distinguer l'homme privé congénialement de l'un de ses testicules, de celui chez lequel une de ces glandes est arrêtée dans sa migration, car alors, la glande peut être reconnue dans un des points qu'elle avait à parcourir pour arriver dans le scrotum, et par le palper, on la retrouvera dans le pli cruro-scrotal, dans le canal inguinal, ou derrière l'anneau abdominal du canal inguinal.

Mais, si la glande est restée dans la fosse iliaque, le diagnostic sera difficile ; toutefois, on pourra soupçonner son existence, si on sent profondément dans cette région une petite tumeur dure, résistante, mobile, donnant lieu, lorsqu'elle est pressée, à la sensation spéciale du testicule comprimé.

Sur l'homme ayant un testicule descendu sain, il peut arriver qu'il soit impossible de savoir, si l'appareil séminal qui manque dans les bourses, est resté profondément dans l'abdomen, ou s'il fait défaut d'une manière absolue. Je ne connais aucun signe qui puisse dans ce cas éclairer le diagnostic.

Tout au contraire, si du côté opposé à l'anomalie, le testicule placé dans le scrotum a subi un arrêt de développement dès l'enfance, on pourra savoir si le testicule qui manque est caché ou s'il fait défaut d'une manière absolue. S'il est caché, l'homme pourra pratiquer le coït ; mais il éjaculera un liquide privé d'animalcules. S'il manque d'une manière absolue, l'homme sera presque

1. *Voy.* l'observation du nommé Arv., p. 36.
2. *Voy.* observ., p. 24, planche I et planche II, fig. 1.

complétement impuissant, et il *n'éjaculera pas une goutte de semence.*

Une disposition anatomique curieuse peut simuler cette variété de l'anorchidie congéniale, dans laquelle l'appareil séminal est représenté par le canal déférent; il s'agit des cas dans lesquels le testicule étant arrêté dans sa migration, l'épididyme et le canal déférent sont descendus plus ou moins bas dans le scrotum, et forment un double cordon appendu à l'anneau cutané du canal inguinal. MM. Conte[1], Deville[2], Follin[3] et Curling[4], ont rapporté des exemples intéressants de ce vice de conformation que j'ai moi-même constaté quatre fois[5].

Le diagnostic différentiel de ces deux états anormaux est en général facile. Dans la variété d'anorchidie congéniale dont je viens de parler, du côté affecté on ne peut trouver le testicule dans aucun point accessible au toucher; mais, on distingue très-bien le canal déférent, dur, résistant, terminé par une extrémité renflée et parfaitement reconnaissable au milieu des éléments du cordon. Celui-ci est appendu à l'anneau cutané du canal inguinal et descend assez bas dans le scrotum.

1. *Bulletins de la Société anatomique de Paris*, Paris, 1841, in-8, vol. XVI, p. 265.
2. *Idem*, Paris, 1848, in-8, vol. XXIII, p. 32.
3. *Archives générales de Médecine*, Paris, 1851, in-8, 4e série, vol. XXVI, p. 270.
4. *A Practical Treatise on the Diseases of the Testis and of the Spermatic Cord and Scrotum*, London, MDCCCLVI, in-8, 2e édit., p. 23, ou *Traité pratique des maladies du testicule, du cordon spermatique et du scrotum*, par M. T. B. Curling, traduit de l'anglais, sur la 2e édition, par M. L. Gosselin, Paris, 1857, in-8, p. 24.
5. Deux fois l'anomalie était unilatérale. Dans l'un de ces cas, chez le nommé Joseph Gourd., âgé de 25 ans; que j'ai pu examiner, le 17 juin 1859, dans le service de M. Velpeau, à la Charité, salle Sainte-Vierge, lit n° 50. Le testicule gauche était sorti brusquement de l'abdomen lorsque le sujet de cette observation avait 7 ans, et il s'était fixé dans le pli cruro-scrotal. Le testicule droit était sorti de l'abdomen et s'était arrêté dans la région inguinale lorsque le sujet avait 21 ans; mais l'épididyme et le canal déférent étaient descendus dans le scrotum. Joseph Gourd., ayant été atteint d'une urétrite, dans le courant du mois d'avril 1859, l'épididyme placé dans le scrotum s'était pris consécutivement, avait formé une tumeur volumineuse qui, sous l'influence du traitement, avait perdu de ses dimensions; toutefois, elle offrait encore, le 17 juin 1859, la grosseur d'une noix. Chez ce malade, on aurait pu croire qu'il y avait à droite deux testicules, car, de ce côté, on sentait la glande séminale dans l'aine, et on reconnaissait dans le scrotum une tumeur appendue au cordon fortement tuméfié. Cette tumeur était arrondie et à peu près semblable à un testicule.

Au contraire, dans l'anomalie indiquée par MM. Conte, Deville, Follin, Curling, et que j'ai observée, le testicule est le plus souvent arrêté dans un point accessible au toucher, et au-dessous de l'anneau cutané du canal inguinal on trouve un cordon très-court, mobile et rentrant facilement dans l'aine, ce qui rend parfois l'examen difficile. Parmi les éléments de ce cordon, il y a le plus souvent l'épididyme ; d'autres fois, on y trouve l'épididyme et le canal déférent ; plus rarement, on rencontre ce dernier organe seul.

Quand le cordon renferme une anse formée par l'épididyme seul, il est impossible par le toucher de bien isoler la partie descendante et ascendante du conduit excréteur de la semence, parce qu'il est effilé en quelque sorte, et que par suite il offre très-peu de résistance au toucher. Lorsqu'il est constitué par l'épididyme et le canal déférent, ou par ce dernier seulement, l'épididyme souvent échappe à l'examen, mais le canal déférent est reconnu aisément. Du reste, pour que l'on puisse bien se rendre compte de cette anomalie, encore peu connue, j'en ai fait retracer plusieurs exemples, planches VII et VIII, que l'on devra comparer avec les planches I, II et IV qui se rapportent à des cas d'anorchidie congéniale dans lesquels l'appareil testiculaire était représenté dans le scrotum par l'épididyme et le canal déférent, ou par ce dernier seulement.

Il est impossible de confondre le résultat de la castration avec l'absence congéniale du testicule. Les renseignements que l'on pourra obtenir empêcheront de commettre cette erreur ; de plus, à la suite d'une pareille mutilation, le scrotum présente une cicatrice indélébile ; toutefois, si l'émasculation avait été obtenue en froissant le testicule dans l'enfance, le diagnostic pourrait être difficile, néanmoins, je ne pense pas que cette opération puisse amener l'atrophie complète de la glande séminale.

La fonte tuberculeuse et l'élimination du parenchyme testiculaire, ne pourront être confondues avec le non-développement de la glande séminale ; car alors, le scrotum présente toujours les traces d'une ou de plusieurs fistules avec rétraction de la peau, et la cicatrice adhère par des prolongements fibreux aux différentes parties de l'appareil qui n'ont pas été détruites par la maladie.

Il est aisé de distinguer l'anorchidie congéniale de l'arrêt de développement du testicule ; dans cette dernière anomalie. le scrotum, petit, il est vrai, renferme l'appareil génital complet, mais, chacune des parties qui le composent, est d'un volume inférieur à celui qu'elle devrait avoir à l'âge du sujet. Toutefois, si, comme je l'ai vu, il y avait arrêt de développement du testicule, datant de la vie intra-utérine, l'épididyme et le canal déférent étant parfaitement développés et descendus dans les bourses, une erreur serait possible ; comment distinguer en effet, au devant du canal déférent et de l'épididyme qui sont à l'état normal, un testicule ayant à peine le volume d'un gros pois [1]. Au reste, une erreur de cette nature n'aurait pas grande importance.

Le non-développement du testicule, ne peut être confondu avec une atrophie de cet organe, survenue soit à la suite d'un coup, soit après l'orchite blennorrhagique. Car, dans les faits de ce genre, j'ai toujours constaté que la glande, normale au moment de l'accident, était revenue au volume qu'elle avait, soit vers l'âge de 10 à 12 ans, soit au moment de la naissance. *Elle n'avait jamais disparu.*

Il y a un vice de conformation que l'on ne devra pas confondre avec l'anorchidie congéniale simple, c'est la fusion des deux testicules sortis isolément de l'abdomen. mais accolés ensuite l'un à l'autre. Suivant D. Alardus Hermannus Cummenus [2],

---

1. J'ai eu l'occasion d'observer un arrêt de développement du testicule datant de la vie intra-utérine, ou des premiers temps de la vie, chez le nommé Harel, mort le 9 août 1857, à l'hôpital de la Charité (salle Saint-Ferdinand, lit n° 9). Cet individu avait le testicule et l'épididyme gauches à l'état normal, tandis que, du côté droit, l'épididyme et le canal déférent étaient un peu plus petits que d'ordinaire. Le testicule bien conformé avait le volume d'un gros pois, ainsi qu'on peut le voir planche X, fig. 2. Harel avait de plus la moitié droite du corps incomparablement moins développée que la moitié gauche. L'observation complète de cet homme est rapportée dans les *Mémoires de la Société de biologie*, Paris, 1859, in-8, année 1858, p. 280, dans la *Gazette Médicale de Paris*, année 1859, p. 398, et dans mes *Recherches sur la substitution graisseuse du rein*, Paris, 1859, in-8, p. 24.

2. « Legi nuper in observationibus rarissimis Theod. Kerckringii ipsum testiculos canis « in unum coalitos vidisse. Refero jam, quod observavi in viro aliquo triginta annorum « mihi notissimo, adhuc viventi. Huic scrotum est naturalis magnitudinis, inque eo ut

Leal Lealis[1], et Sédillot[2], qui rapportent des exemples de cet état anormal chez l'homme[3], les testicules réunis forment alors une tumeur plus ou moins volumineuse, séparée par un sillon, et recouverte par les deux épididymes qui envoient un cordon spermatique dans chacun des canaux inguinaux.

Mais cette anomalie, est-elle réellement possible, sans un état pathologique ayant amené la réunion des deux glandes séminales? Malgré l'autorité des auteurs que je viens de citer et les paroles d'Arnaud[4], de J.-F. Meckel[5] et de M. Isidore Geoffroy Saint-Hilaire[6], je reste dans le doute à cet égard.

« tactu observare datur, corpus linea quidem et incisione aliqua distinctum, sed unum
« gemino tamen testi magnitudine æquale. An hæcce substantia gemina aliquando fuerit,
« expiscare non potui. Naturam saltem hoc pro duplici elaborasse monstrabant, quæ
« tactu explorari poterant gemini epididymi, et vasa deferentia itidem geminata. Cæte-
« rum sanus hic vir degit, nec ullum sentit incommodum, nisi quod post motum aliquam
« hisce in partibus molestiam et dolorem experiatur. Cælebs tamen est, quid de ipso,
« si uxorem ducat, futurum sit, tempus docebit. » (*Miscell. cur. Academiæ natur. curiosorum, sive ephemerides*; Lipsiæ et Francof., 1673, in-4, ann, III; dec. 1, obs. 110, p. 180.)

1. Leal Lealis, *de Partibus semen conficientibus,* Delph., 1726, p. 11 (M. Is. Geoffroy Saint-Hilaire, *Traité de tératologie,* Paris, 1832, in-8, t. I, p. 542).

2. « Appelé au conseil de recrutement du département de la Seine, le 16 mars 1813,
« j'observai sur un conscrit les dispositions suivantes : un testicule unique, d'un volume à
« peu près double de l'état ordinaire; il était surmonté, autant que j'ai pu en juger par
« un examen très-court, des deux épididymes, lesquels donnaient naissance aux deux
« cordons spermatiques; ceux-ci, en s'éloignant du lieu commun de leur naissance,
« entraient dans l'abdomen par les ouvertures ordinaires; les deux bourses semblaient
« n'en composer qu'une seule, au centre de laquelle se trouvait l'organe générateur; le
« scrotum ne présentait pas cette ligne médiane appelée le *raphé.* Le sujet d'ailleurs était
« sain, et fut déclaré propre au service. » (Sédillot, *Journal général de médecine,*
Paris, 1813, in-8, t. XLVI, p. 348.)

3. Théodore Kerckringius (*Spicilegium anatomicum;* Amstelodami, cIɔ Iɔ c LXX, in-4, obs. 76, p. 150) rapporte un exemple de cette anomalie chez le chien.

4. « Il peut arriver encore, mais ce cas est bien rare, et bien difficile à comprendre,
« à moins que l'on n'admette pour sa cause un jeu de la Nature dans l'omission de la
« cloison du *scrotum;* il peut, dis-je, arriver que les deux *testicules* ne fassent ensemble
« qu'un même corps, se trouvant joints dès la première conformation. » (George Arnaud, *Mémoires de chirurgie,* Londres, M.DCC.LXVIII, in-4, 1re partie, p. 158.)

5. Le manque d'un seul testicule peut, quelquefois, n'être qu'apparent et résulter d'une fusion des deux organes. (J.-F. Meckel, *Handbuch der pathologischen Anatomie,* Leipzig, 1812, in-8, p. 686).

6. « Les testicules peuvent se trouver joints entre eux soit dans le scrotum, soit dans
« la cavité abdominale. De ces deux cas, également remarquables par eux-mêmes, le
« premier est surtout d'un haut intérêt pour la théorie; nul autre fait ne montre en effet,
« avec le même degré d'évidence, comment deux organes, d'abord distincts, séparés,

INFLUENCE DE L'ANORCHIDIE CONGÉNIALE UNILATÉRALE SUR L'HABITUDE EXTÉRIEURE, LES FORCES PHYSIQUES ET LES FACULTÉS GÉNÉRATRICES.

L'anomalie dont je fais l'histoire, n'expose à aucun accident spécial, et celui qui en est affecté, s'il a un testicule sain, paraît aussi fort et aussi vigoureux que les autres hommes; l'est-il réellement? je ne le pense pas; toutefois il a la voix masculine, de la barbe au menton, des poils aux aisselles, sur la poitrine, au pubis; ainsi rien n'indique extérieurement son vice de conformation, et il pourra être admis au service militaire. Mais il ne peut travailler à se reproduire qu'avec la glande séminale qu'il possède; si elle est saine et placée dans le scrotum, il sera puissant, fécond, il éjaculera du sperme fourni de spermatozoaires, et il aura des enfants des deux sexes, se trouvant ainsi dans la condition du monorchide dont le testicule descendu est sain[1]. Est-il aussi puissant que ce dernier? je ne le crois pas; car un testicule, bien qu'il ne sécrète pas d'animalcules, a cependant de l'influence sur les fonctions génitales. Ce qui le prouve, c'est que l'homme cryptorchide dont les deux testicules ne sécrètent pas de spermatozoaires est apte au coït, et éjacule de la semence[2]; tandis que l'homme privé congénialement des deux testicules, a bien peut-être de rares érections, comme je le montrerai à la page 61, mais il *ne perd jamais une goutte de sperme.*

Ainsi l'appareil séminal est utile lors même qu'il ne sert pas

---

« latéraux, peuvent, marchant à la rencontre l'un de l'autre, se porter peu à peu vers « la ligne médiane, s'y mettre en contact, et enfin se réunir entre eux. » (M. Isidore Geoffroy Saint-Hilaire, *Traité de tératologie*, Paris, 1832, in-8, t. I, p. 542.)

1. *Voyez* mes *Études sur la monorchidie et la cryptorchidie chez l'homme*, Paris, 1857, in-8, p. 72 et 75.

2. *Voyez* mes *Recherches sur les monorchides et les cryptorchides chez l'homme*, Paris, 1856, in-8, p. 34, et mes *Études sur la monorchidie et la cryptorchidie chez l'homme*, Paris, 1857, in-8, p. 113.

directement à la reproduction. Il donne tous les simulacres des facultés génératrices.

L'homme affecté de l'infirmité que je décris, a-t-il son testicule unique arrêté dans sa migration? Il sera puissant, mais absolument stérile, tant que la glande spermatique ne sera pas complétement descendue dans le scrotum.

Son testicule est-il atteint d'une inflammation aiguë ou chronique? il sera puissant, mais il éjaculera un liquide privé de spermatozoïdes; seulement, son infécondité pourra n'être que temporaire, et guérir soit spontanément, soit par un traitement convenable [1].

La glande séminale est-elle le siége de cet épanchement plastique qui caractérise le sarcocèle syphilitique? le plus souvent l'homme atteint de l'anomalie que je décris sera impuissant, et parfois stérile, suivant le plus ou moins d'intensité de la maladie; mais son infirmité pourra guérir, si elle est traitée au début.

Le testicule unique est-il tuberculeux? le malade sera encore puissant, mais il éjaculera tout au plus une ou deux gouttes d'une semence inféconde.

Enfin, il est deux cas dans lesquels l'homme atteint d'anorchidie congéniale d'un côté, sera impuissant et stérile et n'éjaculera pas une goutte de sperme; c'est lorsque son testicule se sera atrophié à la suite de l'orchite, ou d'un coup, ou lorsqu'il aura subi de bonne heure un arrêt de développement. Seulement dans le premier cas, il ne pourra guérir; tandis que dans le second, il pourra conserver quelque espoir, car on a vu une fois des testicules, ainsi arrêtés dans leur évolution, se développer sous l'influence des excitations sexuelles, et prendre en peu de temps leurs dimensions normales [2].

---

1. *Voyez* la note sur l'impuissance et la stérilité dans mes *Études sur la monorchidie et la cryptorchidie chez l'homme*, Paris, 1857, in-8, p. 143.

2. Cette observation est rapportée dans l'ouvrage de Wilson, intitulé : *Lectures on the Structure and Physiology of the Male Urinary Genital Organs of the Human Body*, London, MDCCCXXI, in-8, p. 424. *Voy.* la note 1 de la page 62 de ce Mémoire.

ABSENCE CONGÉNIALE DES DEUX TESTICULES

Ce vice de conformation est caractérisé par l'absence des deux testicules qui ne se sont pas formés pendant la vie intra-utérine. Il n'entraîne pas nécessairement avec lui l'absence des épididymes des canaux déférents et des vésicules séminales. Le plus souvent, ces différents organes existent disposés comme à l'ordinaire, parfois l'un d'eux peut manquer; plus rarement l'appareil séminal tout entier fait défaut des deux côtés.

HISTORIQUE

Cabrol, dans son *Alphabet anatomic* [1], a publié une observation qui paraît se rapporter à un cas d'anorchidie congéniale double; je la transcris en entier à cause de son originalité :

« L'an soixante quatre [2], se trouuant Monseigneur de Mont-
« morancy en ceste ville de Montpellier, vn soldat des siens
« fust trouué par ledict seigneur, qui en passant ouyt les exclama-
« tions de la mere, en deuoir de forcer vne fille, lequel de chaud en
« chaud feust par son commandement pendu aux fenestres de la mai-
« son où le délict fut perpetré, le corps fut porté au theatre et ana-
« thomisé par nous : y assistant Messieurs Saporta, Feynes, Iobert,
« y presidant le sieur d'Assas, tous gens des plus doctes de nostre
« siecle : entre autres choses, le plus rare, c'est qu'il ne luy feust
« treuué aucun testicule, ny exterieurement ny interieurement,
« bien luy trouuasmes-nous ses gardouches, ou greniers, autant

1. *Alphabet anatomic*, Tovrnon, M.D.XCIII, in-4, obs. III, p. 86.
2. 1564.

« remplis de semence, qu'à homme que i'aye anathomisé depuis.
« Cela estonna merueilleusement toute l'assistance, ce qui fust
« cause, qu'à la persence de mon dict seigneur, qui y estoit presant,
« fust agitee vne question ; Assauoir si les testicules seruoyent à la
« generation. Ie soustins qu'ils n'y seruoyent aucunement[1]. Alors
« le sieur Saporta se mist à la trauerse, disant : Monstrez moi vn
« chastré qui engendre. Ie réplique, que le chastré ne peut engen-
« drer en façon que ce soit, pource qu'on luy a couppé tous les
« vaisseaux, tant preparants que defferents. Et par consequent leur
« continuité perdue auec le cours de la semence. »

Dans les *Mémoires de la Société médicale d'émulation* (Paris,
an VIII, in-8, 3ᵉ année, p. 293), Itard de Riez a publié le fait
suivant sous le titre : *Observation sur un jeune homme sans testicules.*

« Le jeune homme qui en est le sujet est au Val-de-Grâce,
« où il est entré pour une incontinence d'urine dont il est affligé
« depuis sa naissance; son nom est Pierre Le Riche; il est âgé de
« 23 ans, natif de Breste (Oise), d'un tempérament lymphatico-
« sanguin, et sujet dès son jeune âge à de fréquentes hémorrha-
« gies nasales. Stature au-dessous de la moyenne; peau douce,
« unie, entièrement dépilée : menton imberbe, couvert seulement
« d'un léger duvet; voix habituellement rauque, mais passant
« aisément au fausset quand elle est forcée; système musculaire
« sans énergie, sans aucune saillie, quoique recouvert d'une mé-
« diocre quantité de graisse; conformation assez remarquable du
« thorax et du bassin, que leur charpente osseuse rapproche éton-
« namment de ceux de la femme, le thorax par la direction moins
« verticale du sternum, plus horizontale des côtes, figurant un
« cône très-raccourci et très-évasé; le bassin, un des plus larges

---

1. Cabrol pensait que les testicules ne sécrétaient pas la semence, mais servaient « de
« contrepois pour tenir les pampinations ou epydimes tendus tout ainsi qu'on tient vne
« pierre pour contrepoix soubs la toile, afin que les filets soyent bien tendus pour donner
« passage à la nauette plus aisé. » « Sans icelle tension (dit-il), la semence, par sa visco-
« sité et crassitude, ne pourroit aisement passer. » (*Alphabet anatomic*, Tovrnon,
M.D.XCIII, in-4, obs. III, p. 85.)

« bassins de femme, présentant une circonférence qui surpasse de
« plus d'un huitième la moitié de la hauteur totale du corps. Les
« organes sexuels se réduisent aux parties suivantes : une très-
« petite verge longue d'un pouce, épaisse comme le petit doigt,
« que jamais aucune érection n'a fait changer de forme ni de
« dimension ; un gland qui n'excède pas le volume d'un pois et
« au pourtour duquel le prépuce est encore adhérent ; un scrotum
« seulement représenté par un léger froncement de la peau, dans
« lequel l'exploration la plus rigoureuse ne découvre ni testicules,
« ni cordon, ni aucun corps intérieur, ni aucune cicatrice exté-
« rieure qui puisse faire croire que ces organes ont existé ; tout le
« long du périnée, depuis la racine de la verge jusqu'à l'anus,
« deux replis de la peau, parallèles, s'entre-touchant, diminuant
« sans disparaître par l'écartement des cuisses et figurant assez
« bien par leur disposition et même leur volume les grandes
« lèvres de la femme ; enfin, sur l'éminence pubienne quelques
« poils en très-petite quantité. Tel est, en peu de mots, le mode
« extérieur des organes de ce jeune homme.

« Pour ce qui est de l'individu moral : hébétude extrême de
« toutes les facultés intellectuelles ; nul indice d'une sensibilité
« tant soit peu énergique ; ses habitudes, son caractère marqués
« au coin de la vie sédentaire qu'il a menée dans sa famille, en
« société de sa mère et de ses sœurs, jusqu'au moment où la
« conscription l'a tiré de ses foyers. Habituellement taciturne,
« morose et inactif, sans désirs, sans appétit vénérien ; il n'en pa-
« raît pas moins regretter ce que la nature lui a refusé, et ces
« regrets, quoique vagues, indéterminés, nés des confidences et
« des railleries de ses camarades, remplissent sa vie d'ennuis et
« de dégoûts. »

Dans un travail ayant pour titre : *Quelques cas rares observés
en l'an XIII sur des conscrits du département de l'Ourthe,* Ansiaux
fils a imprimé la note suivante :

« N... n'a pas de testicules dans le scrotum ; quelques poils
« environnent sa verge qui est assez petite ; il n'a jamais éprouvé

« d'émission de liqueur séminale, sa voix est très-grêle ; il n'a pas
« de barbe et n'aime pas les femmes[1]. »

Je lis dans le *Traité de Tératologie* de M. I. Geoffroy Saint-
Hilaire[2] qu'Anselmo prétend avoir observé un cas dans lequel
les canaux déférents auraient commencé en cul-de-sac derrière
la vessie, et de là seraient allé s'ouvrir dans l'urètre. Mais, dit
M. I. Geoffroy Saint-Hilaire, « l'observation de cet auteur est
« très-imparfaite, et ne peut que servir d'indication pour les re-
« cherches futures. » L'auteur du *Traité de Tératologie* renvoie aux
Mémoires de l'Académie des sciences de Turin, t. XVI, an. 1809,
partie historique, p. 103. Je n'ai pu vérifier sa citation.

M. le Dr Friese a publié, en 1841, un cas d'absence complète
de l'appareil génital externe et interne observé chez un nouveau-né[3].

Le Dr Fisher, de Boston, a fait connaître l'histoire d'un homme
privé congénialement des deux testicules[4].

Enfin, pendant l'impression de ce mémoire, MM. Le Gendre
et Bastien ont publié dans la *Gazette Médicale* une observation
d'anorchidie congéniale double recueillie sur un nouveau-né[5].

ÉTAT DES ORGANES GÉNITAUX

Dans cette partie de mon travail, je ne dirai que ce qui est
spécial à l'anorchidie congéniale double, et, pour plus de détails,
je renverrai à la page 22, où j'ai fait connaître l'état de la tunique
vaginale de l'épididyme, du canal déférent et de la vésicule séminale chez les individus dont l'un des testicules fait défaut.

---

1. *Journal de médecine, chirurgie et pharmacie,* de Corvisart, Paris, 1807, in-8,
t. XIV, p. 262.
2. Paris, 1836, in-8, t. II, p. 83. Note 2.
3. *Voy.* Casper's *Wochenschrift* (December 25, 1841), ou *British and Foreign Medical
Review,* London, 1842, in-8, vol. XIII, p. 527. Je rapporte l'observation détaillée p. 57.
4. *Voy. The American Journal of the Medical Sciences,* Philadelphia, 1838, in-8,
vol. XXIII, p. 352. Je reproduis cette observation page 51.
5. *Voy. Gazette Médicale de Paris,* n° du 8 octobre 1859, p. 650, ou l'obs. p. 53.

L'homme privé par une anomalie congéniale de ses deux testicules, a les organes génitaux extérieurs symétriques, mais peu développés. Le pubis est recouvert de quelques poils fins et clair-. semés ; la verge a tout au plus le volume du petit doigt.

Si au-dessous de l'anneau cutané du canal inguinal, il n'y a des deux côtés, ni canal déférent ni épididyme, le scrotum manque d'une manière absolue, et sous le tégument qui lui correspond, on trouve un peu de tissu cellulaire. Lorsque l'appareil testiculaire est représenté par les canaux déférents descendus seuls, le scrotum est un peu indiqué, et dans son épaisseur on rencontre les deux cordons spermatiques, en arrière desquels on distingue aisément le canal déférent, qui, en bas, se termine par une extrémité renflée et recourbée en avant.

M. le Dr Fisher, de Boston, a pu faire l'autopsie d'un homme présentant cette disposition curieuse. Voici la traduction de la plus grande partie de la note qu'il a publiée à ce sujet[1] :

« Le nommé D. O., âgé de 45 ans, teneur de livres, dont la santé était très-affaiblie depuis deux ans, est mort de pneumonie, après avoir souffert longtemps d'une maladie du foie.

Cet homme a présenté les particularités suivantes à l'autopsie : la taille est au-dessus de la moyenne, le corps est bien formé, les membres sont arrondis et potelés ; la figure est douce, pas de barbe ni de favoris. Le pubis et le scrotum présentent quelques poils rares et clair-semés ; la verge a le volume de celle d'un enfant de 10 à 12 ans ; le gland peut difficilement être découvert ; les bourses petites, flasques, ne renferment pas de testicules. Le scrotum, le dartos et la tunique vaginale sont bien disposés.

A la partie supérieure de la tunique vaginale gauche, on voit le cordon spermatique qui descend dans le scrotum sur une longueur d'un demi-pouce, et se termine brusquement ; son extrémité inférieure a une forme semi-lunaire ; le crémaster envoie des fibres qui, s'éparpillant, s'étendent derrière l'extrémité inférieure

---

1. *The American Journ. of the Med. Sciences*, Philad., 1838, in-8, vol. XXIII, p. 352.

du cordon et se répandent sur la tunique vaginale. Le cordon est
plus petit que de coutume. Le canal déférent est normal, et pour
la forme et pour le volume; il se termine en cul-de-sac à l'extrémité du cordon. Les artères et les veines sont peu développées et se distinguent difficilement.

Du côté droit, le cordon spermatique est disposé comme du
côté gauche; seulement, il descend au fond du scrotum, puis se
retourne en haut sur une longueur d'un quart de pouce.

Les canaux déférents n'offraient rien de spécial dans la partie
que l'on a pu suivre dans le ventre. L'examen des vésicules séminales n'a pu être fait. Le crâne ayant été ouvert, on a constaté que
le cervelet était petit.

L'histoire du nommé D. O. offre le plus grand intérêt. En 1791,
peu après sa naissance, le Dr Warren constata qu'il était privé des
deux testicules, et il fit alors observer que plus tard on verrait
que ce nouveau-né était eunuque naturel. Le jeune D. O. at-
teignit l'âge de la puberté, sans voir ses testicules descendre
dans les bourses.

De l'âge de la puberté, à l'âge de 25 ans et jusqu'à l'époque
de sa mort, il a offert les particularités suivantes : sa voix,
qui était celle d'une femme, ne changea pas de ton, il aimait
la musique et chantait avec goût, seulement il chantait avec la
voix de fausset, et dans les concerts, il se faisait entendre avec les
femmes. Après avoir passé l'âge de 25 ans, sa voix devint grave;
aussi ne pouvait-il accompagner aisément les voix de femme.

Le sujet de cette observation, homme imberbe, n'a jamais été
porté à l'amour, ni à fréquenter les femmes. Il était très-timide auprès des demoiselles. Avec les dames il était réservé dans ses ex-
pressions, et il blâmait ceux qui tenaient devant elles des propos
légers. A 21 ans, il commença à fréquenter des jeunes gens aimant
le plaisir et la folie. Bientôt, il s'adonna peu à peu à la boisson;
mais, dans toutes les scènes de désordre auxquelles il prit part,
jamais il n'entra dans une maison publique, jamais il ne s'adressa
aux femmes de mauvaise vie qui se promènent dans les rues. En

résumé, suivant l'expression de sa mère, il fut jusqu'à sa mort *une vierge en pensée et en conduite.* »

Dernièrement, MM. Le Gendre et Bastien ont montré à la Société de biologie un fait semblable. Sur un nouveau-né qu'ils ont eu l'occasion de disséquer, les bourses étaient « petites, flas- « ques, on ne sentait rien dans leur intérieur. Il n'y avait aucune « tumeur dans les anneaux inguinaux. Après avoir ouvert l'abdo- « men, on a constaté que les deux orifices internes de ces canaux « étaient oblitérés par le péritoine, et la recherche la plus minu- « tieuse dans les parties voisines de cette région, du côté de l'ab- « domen, n'a pu faire découvrir aucune trace du testicule. » Des deux côtés, on suivait le cordon déférent dans toute la longueur du canal inguinal, et on voyait qu'il se terminait à quelques mil- limètres au delà de l'ouverture inguinale externe par une extré- mité arrondie. Il était environné par des tractus fibreux rougeâ- tres appartenant au gubernaculum testis. Il ne présentait aucune trace de renflement dans tout ce trajet. Il n'existait à l'entour aucune cavité indiquant que la séreuse péritonéale eût traversé le canal inguinal. Le trajet des canaux déférents dans le petit bassin était normal : ils s'enfonçaient derrière la vessie et se ter- minaient aux vésicules séminales qui n'offraient rien de spécial. Les artères et les veines du cordon étaient bien formées, mais d'un petit volume. Leur origine était normale ; elles se terminaient dans le tissu cellulaire de la partie supérieure des bourses. Le canal déférent descendait dans le scrotum un peu plus bas à gauche qu'à droite [1].

L'homme privé congénialement des testicules a la portion intra- pelvienne de l'appareil séminal aussi peu développée que les organes génitaux extérieurs [2]. Dans l'observation suivante que

---

1. *Gazette Médicale de Paris,* n° du 8 octobre 1859, p. 650.
2. Dans l'anorchidie congéniale unilatérale au contraire, si du côté privé de testicule, le canal excréteur et le réservoir de la semence existent, la vésicule séminale peut être *relativement* assez développée. Cela tient je crois, à l'influence que l'appareil testicu-

j'ai pu recueillir, grâce à l'obligeance de M. le docteur Potain, la prostate et la vessie même, étaient moins volumineuses que d'ordinaire, bien que les reins fussent à l'état normal. On s'explique ainsi pourquoi les individus affectés d'anorchidie congéniale double sont inhabiles au coït et ne peuvent éjaculer, fait que je démontre à la page 61 de ce travail. Chez eux, nonseulement les glandes destinées à sécréter le sperme font défaut, mais encore les organes appelés à fournir les liquides accessoires de la semence se trouvent à l'état rudimentaire.

OBSERVATION. — Morillon (Jean-Henri), âgé de 61 ans, ciseleur, est entré le 12 décembre 1859 à l'hôpital de la Charité, dans le service de M. Bouillaud (salle St-Jean-de-Dieu, n° 9 bis). Cet homme affecté d'une maladie du cœur, succombe le 31 janvier 1860.

L'autopsie est pratiquée vingt-quatre heures après la mort. Le sujet est très-maigre, sa taille est de 1 mètre 72 centimètres, et, bien qu'il n'ait pas de seins, il ressemble à une vieille femme. Il a beaucoup de cheveux blancs ; ceux que l'âge n'a pas altérés sont blonds. Les joues, la lèvre supérieure et le menton sont privés de barbe. La peau de la poitrine est absolument glabre. On trouve seulement dans les creux axillaires, au pubis et sur le tégument qui correspond au scrotum, quelques poils rougeâtres isolés les uns des autres. Comme on le voit planche V, la verge a le volume du petit doigt et mesure 35 millimètres de longueur, le prépuce compris. Le gland ne peut être découvert et l'ouverture préputiale permet à peine l'introduction d'un stylet. Les bourses manquent d'une manière absolue ; le tégument qui leur correspond est légèrement plissé et présente quelques follicules pileux ; le raphé médian est bien indiqué. Au-dessous de la peau, on trouve un tissu cellulo-graisseux, lâche, abondant et traversé par des vaisseaux artériels et veineux. Les anneaux

laire complet du côté normal exerce sur les parties existantes de cet appareil incomplet du côté opposé. *Voy.* les observations que j'ai rapportées pages 24, 25, 31, 33, 35, la planche II, figure 1, et la planche XIV, figure 4.

inguinaux cutanés ne donnent passage à aucun organe et les canaux inguinaux ne contiennent ni cordons ni testicules.

L'abdomen étant ouvert, je m'assure qu'aucun organe ne s'engage dans les anneaux inguinaux intérieurs. Après avoir recherché inutilement les testicules, les épididymes et les canaux déférents dans les fosses iliaques, dans le petit bassin, le long du rachis et au-dessous des reins; je détache ensemble tous les organes contenus dans l'abdomen et dans le petit bassin, en même temps j'ai le soin d'enlever une partie des muscles qui tapissent ces régions, afin de pouvoir trouver les testicules, s'ils existent. Après une dissection minutieuse, je découvre les canaux déférents. Ils ont environ 1 millimètre et demi de diamètre et ils sont légèrement noueux à leur extrémité urétrale. Comme on le voit planche VI, ces conduits partent de la prostate, contournent la vessie, puis, accompagnés par les vaisseaux déférentiels, ils suivent le trajet qu'ils affectent chez le fœtus avant la descente des testicules [1]; mais bientôt ils cessent brusquement. Le canal déférent gauche a 205 millimètres de longueur. Celui de droite mesure 165 millimètres et se termine en envoyant quelques filaments fibreux qui adhèrent au péritoine. Les vésicules séminales sont un peu moins volumineuses que les canaux déférents. Celle de gauche mesure 35 millimètres, celle de droite a 33 millimètres de longueur. Chacune d'elles n'offre à sa terminaison qu'un petit diverticulum placé à la partie interne de son extrémité inférieure. La prostate, peu développée, se continue presque insensiblement avec la vessie et avec la portion membraneuse de l'urètre. Elle a 3 centimètres de diamètre transversal à sa base et 15 millimètres de sa base au sommet. Les canaux déférents et les vésicules séminales sont perméables dans toute leur étendue et contiennent un liquide renfermant seulement des cellules épithéliales et des granulations moléculaires. La crête urétrale et les canaux éjaculateurs sont bien disposés. La vessie est petite, bien que les

1. Voy. planche III, la disposition des canaux déférents *j*, *s*.

reins aient leur volume ordinaire. Elle présente dans sa moitié droite une hernie de la muqueuse à travers les fibres musculaires. Le bulbe, les corps caverneux et l'urètre ont le volume de ces organes chez l'enfant.

Le poids du cervelet est en rapport avec le poids des autres parties de l'encéphale ; ainsi l'encéphale pèse 1266 grammes. Le cerveau a un poids de 1110 grammes. Le cervelet seul pèse 128 grammes, et la protubérance et le bulbe pèsent 28 grammes.

Morillon n'a eu qu'une sœur, celle-ci n'a rien présenté de particulier. Il a toujours vécu avec sa mère jusqu'à la mort de cette dernière. A 21 ans, il a été exempté du service militaire comme fils de femme veuve. Du reste, il avait une répulsion profonde pour tout ce qui touchait à l'état militaire. Quoique faible de santé, maniaque, tatillon et peu vigoureux, il a toujours été un bon ouvrier, aimé de ses camarades d'ateliers et des patrons qui l'employaient. C'était un homme mou, sans grande initiative, aussi se laissait-il facilement conduire. Malgré cela, il était gai, spirituel, taquin, mais un peu querelleur. Il aimait la bonne chère, le vin et les liqueurs spiritueuses, et il lui fallait peu de chose pour le rendre ivre, ce qui lui arrivait souvent. C'est même le seul défaut qu'on lui ait connu. Sa voix était grêle, aiguë et fêlée ; il chantait fort mal, il était blond, imberbe et avait tout à fait l'air d'une femme, aussi ses camarades ont toujours supposé qu'il était hermaphrodite ; d'autant plus, qu'ils ne lui ont jamais connu de maîtresse et qu'ils ne l'ont jamais vu entrer dans une mauvaise maison. Malgré son infirmité, le sujet de cette observation aimait à faire le galant auprès des dames, et se disait même fort redoutable pour les maris. Ses mœurs ont toujours été pures, et bien qu'il eût des formes féminines, il est certain qu'il ne s'est pas prêté à des rapprochements contre nature, et on ne l'a jamais vu fréquenter des gens connus dans les ateliers pour avoir de telles habitudes. Ses cheveux ont blanchi fort tard. A l'hôpital son caractère s'est modifié. Il est devenu triste, et deux fois il a essayé de se donner la mort.

Dans l'anorchidie congéniale double, l'appareil séminal en entier peut faire défaut. Le Dr Friese cite un fait de ce genre[1].

Un enfant qui n'a vécu qu'une demi-heure, dit-il, était privé des organes génitaux extérieurs, remplacés par un simple repli cutané. De chaque côté, derrière l'anneau abdominal du canal inguinal, on trouvait une petite vésicule membraneuse remplie d'un liquide limpide. Les testicules, les épididymes, les vaisseaux déférents et les vésicules séminales manquaient; tout au contraire, la vessie était normale, et l'urètre se terminait dans le tissu cellulaire au-dessous de la symphyse pubienne.

DIAGNOSTIC

L'homme dont les deux testicules manquent congénialement a les organes génitaux extérieurs symétriques, le pubis est recouvert de poils rares, fins et clair-semés, la verge a le volume du petit doigt. Si l'épididyme et le canal déférent font défaut des deux côtés, le scrotum manque d'une manière absolue[2]; mais ce repli cutané est un peu indiqué si l'appareil séminal est représenté par les canaux déférents. Dans ce dernier cas, lorsqu'on vient à presser entre les doigts la portion du tégument qui correspond au scrotum, on distingue parfaitement de chaque côté, un petit cordon appendu à l'anneau cutané du canal inguinal.

Ce cordon tout d'abord semble composé de parties uniformes; mais un examen plus attentif, permet de reconnaître, à sa partie postérieure, le canal déférent qui présente un léger renflement à son extrémité inférieure.

Cette disposition anormale ne sera pas confondue avec cette variété d'ectopie testiculaire, dans laquelle, les glandes séminales

---

1. Casper's, *Wochenschrift*. (December 25, 1841.) Cette observation a été reproduite dans le *British and Foreign Medical Review*, London, 1842, in-8, vol. XIII, p. 527.

2. *Voy*. la planche V représentant les organes génitaux extérieurs du nommé Morillon. (Obs. p. 54.) Toutefois, un anorchide, atteint d'une double hernie inguinale, pourrait avoir un scrotum formé par le refoulement du tégument par l'intestin déplacé. (*Voy*. l'observation du nommé Buiss., p. 64 et 65.)

étant restées dans l'abdomen ou dans la région inguinale, les épididymes et les canaux déférents sont seuls descendus dans le
scrotum [1]. La présence des deux testicules arrêtés dans leur migration, soit derrière l'anneau abdominal du canal inguinal, soit
dans le pli de l'aine, devra prévenir toute erreur.

*Au reste, l'état des fonctions génitales permettra de savoir d'une
manière certaine, si l'homme qui n'a pas de testicules dans le scrotum, ou dans aucun point accessible au toucher, est cryptorchide
ou atteint d'anorchidie congéniale double.*

*Dans le premier cas, il sera puissant et pourra avoir des rapports
sexuels dans lesquels il perdra une semence inféconde.*

*Dans le second cas, comme je le démontrerai plus loin par les
observations que j'ai recueillies, il sera impuissant et n'éjaculera
pas une goutte de sperme.*

L'absence congéniale des deux testicules ne peut être prise pour

---

1. J'ai observé deux exemples de cette disposition anatomique curieuse; je les rappellerai brièvement :

En 1858, mon collègue M. Dubarry m'a fait examiner à l'hôpital de la Pitié (salle
Saint-Paul, lit n° 5) le nommé Saboul., âgé de dix-sept ans. Cet individu avait les
testicules arrêtés derrière l'anneau abdominal du canal inguinal, dans lequel ils s'engageaient à chaque effort violent que faisait le malade. Les épididymes et les canaux
déférents formaient, à la partie supérieure de chacune des moitiés du scrotum, un
cordon mobile long de 2 centimètres appendu à l'anneau cutané du canal inguinal.
Saboul. présentait tous les caractères des cryptorchides. Il était peu porté pour les
femmes; toutefois, depuis l'âge de seize ans, il avait des rapprochements sexuels suivis
d'émission de semence.

Le 22 avril 1859, M. Roustan a bien voulu m'apporter les organes génitaux du nommé
Filleul (Alphonse), décédé à l'âge de seize ans à l'hôpital Lariboisière, salle Saint-
Jérôme, lit n° 26. Cet individu était blond, imberbe, il avait des poils sur le pubis. Le
scrotum était distendu par deux sacs herniaires. Les testicules étaient libres dans l'abdomen et situés au niveau du détroit supérieur à 15 millimètres de l'orifice abdominal du
canal inguinal; là, ils étaient maintenus par le repli du péritoine enveloppant les vaisseaux spermatiques, ainsi qu'on peut le voir sur la fig. 1 de la planche VIII. L'épididyme
partant du testicule s'engageait dans le canal inguinal, sortait en dehors de l'anneau
cutané, et, après un trajet de 15 millimètres environ, formait une anse se continuant
avec le canal déférent. Celui-ci suivait son trajet habituel et venait se terminer à la
vésicule séminale du côté correspondant. L'épididyme et le canal déférent avaient été
amenés en dehors par le gubernaculum testis très-développé sur ce sujet, et qui s'atta-
chait à l'anse formée par le canal excréteur de la glande séminale. Les testicules intra-
abdominaux mesuraient 32 millimètres de longueur sur 20 millimètres de largeur. Ils
étaient formés de canalicules qui s'effilaient parfaitement. Le liquide recueilli dans les
canalicules spermatiques, les canaux déférents et les vésicules séminales, ne renfermait
pas d'animalcules spermatiques.

le résultat de la castration; car, à la suite de cette opération, le scrotum présente nécessairement deux cicatrices auxquelles adhèrent les débris du cordon spermatique[1]. Si l'émasculation avait été obtenue par écrasement dans l'enfance, l'absence de renseignements pourrait rendre le diagnostic difficile[2].

L'arrêt de développement des deux testicules datant de la vie intra-utérine pourra, dans certains cas, simuler l'absence des deux glandes séminales; il ne sera pas facile, en effet, de reconnaître par le palper un testicule gros comme un pois, placé au-devant d'un épididyme et d'un canal déférent parfaitement formés et ayant leurs dimensions normales.

Si l'arrêt de développement datait du moment de la naissance, ou de l'âge de 10 à 12 ans et portait sur l'appareil testiculaire tout entier, une erreur de ce genre serait impossible; car alors on distinguerait aisément dans le scrotum les glandes séminales parfaitement formées, mais d'un volume inférieur à celui que comporte l'âge du sujet.

L'atrophie des testicules consécutive soit à l'orchite, soit à un coup, ne peut être confondue avec l'état anormal que je décris, même en l'absence de tout renseignement; car, un organe qui

---

1. Paul d'Égine décrit ainsi cette opération :
« Celui qu'on doit faire eunuque sera placé sur un banc, et avec les doigts de la main
« gauche, on tendra le scrotum avec les testicules; puis, après les avoir distendus, on
« fera deux incisions droites avec un bistouri, une pour chaque testicule. Dès que ces
« glandes saillissent, on les dissèque et on les extirpe en laissant seulement une très-
« petite portion de l'adhérence postérieure en continuité avec les vaisseaux. Cette mé-
« thode est préférable à celle par écrasement; car, ceux qui ont eu les testicules écrasés
« recherchent quelquefois le coït, parce qu'apparemment quelque partie de ces organes
« a échappé à l'écrasement. » (Chirurgie de Paul d'Égine, traduction de M. René Briau;
Paris, 1855, in-8, chapitre 68, p. 289.)

2. Cette opération se pratique ainsi, dit Paul d'Égine :
« Les enfants, encore en bas âge, sont placés dans un bassin d'eau chaude; ensuite,
« quand les parties sont relâchées, dans ce même bain, on presse sous les doigts les tes-
« ticules jusqu'à ce qu'ils soient anéantis, et qu'étant dissous, on ne les sente plus sous
« le toucher. » (Chirurgie de Paul d'Égine, traduction de M. René Briau; Paris, 1855,
in-8, chap. 68, p. 289.)

Les individus traités de la sorte n'étaient pas toujours stériles, à ce qu'il paraît, car
on a vu, dit-on, des bœufs ainsi opérés, imprégner leur femelle, et, d'après Suidas (Lexic.
p. 859), Pythias, l'amie d'Aristote, était fille d'un eunuque θλαδίας, ou par compression.

s'atrophie diminue de volume, mais ne disparaît pas complètement. Depuis longtemps, j'étudie l'atrophie testiculaire, et, dans
un grand nombre de faits que j'ai recueillis, j'ai toujours vu la
glande séminale revenir au volume qu'elle avait, soit à l'âge de
10 à 11 ans, soit même au moment de la naissance; jamais, je
le répète, je ne l'ai vu disparaître entièrement.

INFLUENCE DE L'ANORCHIDIE CONGÉNIALE DOUBLE SUR LES FONCTIONS GÉNITALES.

L'homme, dont les deux glandes séminales ne se sont point formées pendant la vie intra-utérine, se trouve, quant aux fonctions
génitales, absolument semblable à l'eunuque mutilé dans son enfance [1]. Ainsi les individus observés par Itard de Riez [2], Ansiaux [3],

---

1. Je crois devoir rapporter l'observation d'un eunuque, qui m'a été communiquée
par mon ami le docteur A. Warmont :

Le nommé B. (Pierre-Simon), âgé de 67 ans, autrefois domestique, actuellement ver-
nisseur de cannes de parapluies, est entré le 15 juin 1851 à l'hôpital Saint-Louis pour
se faire traiter. Il est tombé sur un trottoir et s'est fracturé le col du fémur. Cet homme
m'ayant dit qu'il avait été châtré à l'âge de 2 ans par un charlatan, nommé Betruau,
qui courait la campagne et qui voulait le guérir ainsi d'une hernie, j'examine ses
organes génitaux : le pubis est garni de poils, la verge a le volume de celle d'un enfant
nouveau-né; au-dessous on aperçoit les cicatrices de l'opération. B. a 1 mètre 625 millimètres de taille; tout d'abord exempté du service militaire, il a été pris en 1814, mais
n'a servi dans les rangs de l'armée que deux mois et demi; il a la peau fine et douce
au toucher comme celle d'une femme; les cheveux sont fournis, mais ils grisonnent
sur le devant; il n'a presque pas de poils dans les creux axillaires; les articulations sont
assez sèches; de 30 à 36 ans il avait un embonpoint considérable, il pesait 70 kilo-
grammes; à ce moment il était, dit-il, vigoureux. B., interrogé sur l'état de ses fonctions génitales, m'apprend qu'il a eu souvent des érections, mais elles étaient passives,
car il n'a jamais éprouvé de désirs pour les femmes, celles-ci ne lui causaient aucune
impression; il n'a jamais eu de rapprochements sexuels; sa voix, sans être grave, n'est
pas cependant ni grêle ni aigre.

B. n'a jamais été vacciné; il a eu la petite vérole; il n'a jamais eu la fièvre typhoïde,
ni hémorrhoïdes, ni palpitations de cœur, ni attaques de nerfs. Il est asthmatique par
hérédité. Or, cela est contraire aux idées de Mojon, qui a imprimé dans un mémoire
publié à Montpellier en 1804 (Benoît Mojon, *Effets de la castration sur le corps humain*,
Montpellier, an XII 1804, in-8), que les castrats avaient rarement des maladies soit érup-
tives, soit inflammatoires; que la plupart du temps ils étaient sujets à des flux hémor-
rhoïdaux, qu'ils étaient chlorotiques et atteints de maladies nerveuses.

2. *Voy.* Obs., p. 48.
3. *Voy.* Obs., p. 49.

le Dʳ Fisher[1], n'éprouvaient pas le moindre penchant pour les femmes, et n'avaient jamais eu d'émission de semence. Ils étaient impuissants et stériles. Le nommé Morillon, dont j'ai rapporté l'histoire page 54, se trouvait nécessairement dans le même cas. Des quatre hommes que j'ai pu interroger, trois m'ont affirmé n'avoir jamais rien ressenti pour les femmes.

Les nommés Anti.[2] et Bri. (Alfred)[3] ont prétendu avoir eu des rapports sexuels. Disaient-ils vrai? il est permis d'en douter; ils m'ont assuré de plus qu'ils n'avaient jamais perdu une goutte de sperme dans différentes tentatives de coït.

Les nommés Bri. (Alfred) et Hen. (Adolphe)[4], m'ont dit qu'ayant essayé plusieurs fois de se polluer, ils n'avaient jamais éprouvé aucune sensation agréable, et que jamais une goutte de semence n'était venue au méat.

Me basant sur les observations d'Itard de Riez, d'Ansiaux, du Dʳ Fisher, et sur les cinq faits que j'ai recueillis, je dirai : l'homme privé des deux testicules par une anomalie congéniale est impuissant; peut-être a-t-il de rares érections, mais il n'éjacule pas une goutte de semence. Ainsi il diffère de celui qui ne présente cette anomalie que d'un côté, car ce dernier, s'il a un testicule normal, est puissant et apte à se reproduire.

Il ne ressemble pas non plus à l'homme cryptorchide; celui-ci en effet est bien stérile, mais il peut parfaitement exercer le coït et éjaculer de la semence. De plus, tout fait supposer qu'il peut devenir apte à la reproduction si ses testicules achèvent leur évolution, tandis que l'homme privé des deux glandes séminales ne peut voir en aucune façon son infirmité se modifier.

Quant aux fonctions génitales, l'individu dont je parle est à peu près au niveau de l'homme dont les testicules présentent un arrêt de développement datant de la naissance; mais tandis que

1. *Voy.* Obs., p. 51.
2. *Voy.* Obs., p. 63.
3. *Voy.* Obs., p. 62.
4. *Voy.* Obs., p. 64 et 65.

ce dernier est susceptible de guérir si ses testicules se développent tardivement[1], l'homme privé des deux glandes spermatiques par une anomalie congéniale a une infirmité absolument sans remède.

A l'appui des propositions que je viens d'émettre, je rapporte les quatre observations que j'ai recueillies sur le vivant.

OBSERVATION. Le 29 août 1857, M. Chassaignac a bien voulu me montrer le nommé Bri. (Alfred), sellier, couché dans son service, hôpital Lariboisière, salle Saint-Louis, n° 26. Cet homme, âgé de 18 ans, paraît à peine en avoir 15; sa taille est au-dessous de la moyenne, il est gras, blond, a beaucoup de cheveux, il a la peau absolument glabre, et seulement quelques poils au pubis. Sa verge a le volume du petit doigt, son gland peut être découvert. Ses bourses, développées comme celles d'un enfant de 7 à 8 mois, présentent un raphé et quelques plis transversaux.

Je presse la moitié droite du scrotum entre les doigts, et je sens une sorte de cordon inégal, en arrière duquel je crois distinguer le canal déférent. Du côté gauche, je crois reconnaître une sorte de cordon, toutefois je n'oserais rien préciser à cet égard. Je ne puis trouver les testicules dans aucun point accessible au toucher. Bri. est timide, craintif, et il redoute l'examen qu'on lui fait subir, il n'a jamais éprouvé de désirs pour les femmes, parfois cependant il a eu des érections. *S'étant pollué à plusieurs reprises, jamais il n'a éprouvé de sensations de plaisir ni perdu une seule goutte de semence. Il y a trois mois, dit-il, il a essayé de voir une femme, mais il n'a pu éjaculer*[2].

1. M. Wilson (*Lectures on the Structure and Physiology of the Male Urinary Genital Organs of the Human Body*, London, 1821, in-8, p. 424) rapporte l'observation d'un jeune homme de 26 ans dont les testicules avaient le volume de ceux d'un enfant de 8 ans. Il n'avait jamais éprouvé de désirs vénériens jusqu'au moment où il vit une jeune femme qu'il désira épouser. A partir de ce moment il eut des érections et des pertes nocturnes; il se maria, eut plusieurs enfants, et à 28 ans il avait les glandes séminales du volume normal.

2. J'avais déjà examiné le nommé Bri. dans le mois de septembre 1856. Cet individu, qui était dans le service de M. Chassaignac (hôpital Lariboisière, salle Saint-Louis,

OBSERVATION. — Anti. (Henri), âgé de 27 ans, est entré le 1er avril 1857 à l'Hôtel-Dieu, dans le service de M. le professeur Grisolle, salle Saint-Janvier, n° 54. Il est atteint d'une entérite. Anti., que j'examine avec MM. Gabriac et Fontan, a l'extérieur d'un jeune homme de 16 à 17 ans; il est brun, ses cheveux sont assez longs, sa taille est moyenne, son visage, sa poitrine et ses aisselles sont complétement dépourvus de poils; le pubis est à peine couvert de quelques poils clairs et très-distincts les uns des autres; sa peau est fine et blanche, ses formes sont arrondies; l'embonpoint est médiocre, pas de seins. La voix, qui est d'un timbre élevé, est tout à fait celle d'une femme. La verge est petite, de la grosseur du doigt à peu près. Au-dessous, on voit un léger repli de peau formant une sorte de scrotum rudimentaire de couleur blanchâtre qui présente un sillon médian et quelques plis transversaux.

Si l'on presse le scrotum entre les doigts, on sent de chaque côté, dans le tissu cellulaire, une petite masse charnue, molle, inégale, aplatie, qui est manifestement un des rudiments de l'appareil séminal non développé, et qui, supérieurement, se continue avec un cordon que l'on peut suivre dans le canal inguinal. Je ne puis distinguer le canal déférent ni trouver les testicules, soit dans les aines, soit dans les fosses iliaques. Le sujet de cette observation n'a pas de hernie. Il m'apprend qu'il n'a jamais eu de testicules, qu'il a commencé à voir des femmes à l'âge de 17 ans; depuis, à de rares intervalles il est vrai, il a eu des rapports sexuels, dans lesquels il affirme n'avoir jamais perdu *une seule goutte de semence*. Ce dernier fait me fait supposer qu'il exagère singulièrement ses autres propriétés viriles.

OBSERVATION. — Le 10 août 1857, j'ai eu l'occasion d'examiner à l'hôpital de la Pitié, salle Saint-Athanase, lit 22, le nommé

---

n° 195), me fut montré par MM. Despaignet et Heurtaux. A ce moment Bri. n'avait pas encore essayé de voir des femmes. (*Voy.* mes *Études sur la monorchidie et la cryptorchidie chez l'homme*, Paris, 1857, in-8, p. 133.]

Buiss. (Jean-Baptiste), âgé de 19 ans, ferblantier, entré le 3 août 1857 pour se faire traiter de la variole.

Les organes génitaux de cet homme sont ainsi disposés : quelques poils blonds, fins et clair-semés recouvrent le pubis ; la verge a la longueur et le volume du petit doigt, le gland ne peut être découvert ; le scrotum présente un raphé sur la ligne moyenne, il est à peine coloré, très-large, plissé, et forme une sorte de poche vide. Le malade étant couché, on aperçoit de chaque côté de la racine de la verge deux petites tumeurs, du volume d'une olive, qui tout d'abord semblent être les testicules. Ce sont deux sacs herniaires : le droit est incomplétement réductible, le gauche peut rentrer entièrement. Buiss. me dit n'avoir jamais eu de testicules et être affecté d'une double hernie inguinale ancienne, ayant distendu fortement le scrotum et nécessité l'application d'un bandage. Son canal inguinal droit est assez dilaté pour permettre l'introduction de l'index dans l'abdomen.

Derrière les sacs herniaires je distingue une sorte de cordon qui me semble être le canal déférent ; toutefois, je n'oserais l'affirmer. J'essaie vainement de trouver les testicules, je ne puis les découvrir dans aucun point accessible au toucher, ni derrière les sacs herniaires, ni dans les canaux inguinaux, ni dans les fosses iliaques.

Le sujet de cette observation est blond, imberbe, ses aisselles présentent seulement quelques poils rares ; il est de taille moyenne et d'un embonpoint médiocre. Sa figure manque d'expression ; il est lymphatique, faible de santé, peu énergique et craintif au dernier degré ; tout lui fait peur, il redoute surtout qu'en l'examinant, on lui fasse mal. Il n'a pas de frères, et croit son père bien conformé ; sa voix est d'un timbre élevé. Je l'interroge avec grand soin ; il m'apprend *qu'en aucune occasion il n'a éprouvé d'érections ni d'envies pour les femmes, et que jamais il n'a essayé de se polluer.*

OBSERVATION. — Le 22 décembre 1858, M. Horteloup fils a

bien voulu me montrer, dans le service de son père, médecin à l'Hôtel-Dieu, le nommé Hen. (Adolphe), âgé de 34 ans, ébéniste, entré le 20 décembre 1858, salle Saint-Benjamin, n° 5, pour se faire traiter d'un œdème léger des membres inférieurs. Cet homme paraît avoir de 16 à 17 ans tout au plus. Sa voix est grêle, aigre et d'un timbre très-élevé. Il a les cheveux blonds, fins, lisses et longs, les yeux bleus; sa figure, qui est allongée, peu régulière, sans expression, est d'un blanc mat. Il n'a de barbe ni sur les joues, ni à la lèvre supérieure; la peau du corps est absolument glabre, sauf les creux axillaires, où l'on rencontre quelques poils courts et clair-semés; les membres sont grands et secs; la taille est moyenne.

Les organes génitaux extérieurs sont ainsi disposés : le pubis est recouvert de quelques poils blonds très-courts; la verge est du volume du petit doigt et longue de 3 centimètres environ, le gland ne peut être découvert. Le scrotum a les dimensions de celui d'un enfant à terme; sur la ligne moyenne de ce repli cutané, on voit le raphé qui est bien indiqué. En pressant les parties latérales des bourses, on sent de chaque côté un petit cordon qui rentre facilement dans le canal inguinal. Aussi, pour l'examiner complétement, faut-il préalablement le fixer en pressant sur le pli de l'aine. Ce cordon, formé de parties inégales que je fais filer aisément entre les doigts, et parmi lesquelles je ne puis distinguer ni canal déférent ni testicule, est appendu à l'anneau cutané du canal inguinal, et se termine en bas par une extrémité arrondie et libre. Je ne puis trouver les testicules dans aucun point accessible au toucher. Je fais tousser Hen., il n'a pas de hernie. Le sujet de cette observation, qui me dit avoir toujours été ainsi conformé, a plutôt l'air d'un grand enfant que d'un homme de 34 ans. Son intelligence paraît peu développée; il est peureux, craintif, et après l'examen que je lui ai fait subir, il s'est mis à pleurer sans motif. Il m'apprend qu'il n'a jamais eu de rapports sexuels; il dit s'être pollué, mais jamais *rien n'est venu au méat*. Au reste, il ne semble point avoir de penchant pour les femmes.

Cet individu ne doit pas être vigoureux, car il gagne, comme ouvrier, la moitié seulement de la paye de ses camarades.

Le 24 décembre j'ai revu Hen., avec mon collègue, M. Raynaud, qui a bien voulu constater avec moi l'état anormal de cet homme.

INFLUENCE DE L'ANORCHIDIE CONGÉNIALE DOUBLE SUR L'HABITUDE EXTÉRIEURE, LES FORCES PHYSIQUES, LES FACULTÉS INTELLECTUELLES ET MORALES, LA VOIX, ETC., ETC.

Ce vice de conformation imprime un cachet tout particulier à ceux qui en sont atteints. Semblables aux individus qui ont subi la castration étant enfants, leurs formes, leur extérieur les rapprochent de la femme : comme elle, le plus souvent ils sont de taille moyenne, leurs traits sont délicats et peu accusés; leur peau est douce au toucher, d'un blanc mat et absolument glabre; presque constamment ils ont les cheveux blonds, fins et lisses, et leur appareil pileux est bien moins développé que celui de la femme, car ils n'ont quelques poils rares qu'au pubis; la poitrine, les aisselles, le menton en sont privés.

On sait que chez l'homme, le système pileux se développe au moment où les testicules commencent à sécréter : or, les hommes atteints d'anorchidie congéniale double ne subissent pas la transformation ordinaire au moment de la puberté[1]; chez eux tous les

---

1. Les individus auxquels on enlève les testicules après la puberté, peuvent perdre toute leur barbe. Ainsi lord Macartney (*Voyage dans l'intérieur de la Chine et en Tartarie, traduction française*, par J. Castera, Paris, an XII [1804] in-8, t. IV, p. 4) rapporte qu'en Chine la castration est souvent opérée sans danger sur des hommes adultes : alors, dit-il, leur barbe commence bientôt à tomber, et insensiblement il ne leur en reste plus; de même Guerbois (*Anatomie pathologique* de Baillie, trad. par Guerbois, Paris, 1815, in-8, p. 292) nous apprend que le nommé D..., âgé de 17 ans, mais qui paraissait en avoir 40, qui avait le visage large, la barbe noire et forte, eut les deux testicules amputés par Dubois, à la maison de santé. Quelle fut ma surprise, dit Guerbois, quand, ayant rencontré D... l'année suivante, je m'aperçus que son menton était imberbe et que sa voix était efféminée.

M. le docteur Coffin a observé une modification complète d'un individu dont les deux testicules s'étaient atrophiés à l'âge de 27 ans à la suite d'une orchite syphilitique

organes acquièrent du volume, excepté ceux qui concourent à la génération ou qui sont sous sa dépendance.

Presque tous les individus dont j'ai rapporté l'histoire étaient ·

double. Je reproduis textuellement la note que M. Coffin a bien voulu me remettre à ce sujet : « J'ai vu en 1846, dans le service de M. Chassaignac, pendant qu'il fit l'inté-« rim entre Breschet et Ph. Boyer, un homme de 27 ans, dont les formes extérieures « étaient celles d'une femme ; il avait la peau blanche, les cheveux longs, point de « barbe, la voix féminine, les seins développés, les formes rondes et peu de force « musculaire. Voici en quelques mots l'histoire de cet individu. — En 1840 cet homme « était entré au service militaire ; il était alors fort et vigoureux, sa barbe était très-« touffue, sa verge et ses testicules étaient volumineux. Il fut incorporé dans les chas-« seurs d'Orléans, arriva au grade de sergent, et commandait à ses hommes d'une voix « forte et virile. A la fin de 1843, il contracta la syphilis et il eut, vers 1844, une orchite « syphilitique double, qui fut traitée par les frictions d'onguent napolitain, les pilules « mercurielles, puis les iodures. Plus tard les deux testicules diminuèrent de volume et « actuellement (1846), ils sont réduits au volume d'un petit haricot. Le sujet de cette « observation n'a plus d'érections, plus d'émission de liquide spermatique ou sperma-« toïde, peu à peu ses formes sont devenues féminines comme nous les avons décrites, « sa verge a le volume de celle d'un enfant de 6 à 8 ans. »

Mon collègue, M. Moysant, m'a communiqué un fait semblable qu'il a recueilli en 1857 dans le service de M. Marotte sur un ancien dragon, homme de 30 ans, vigoureux et de taille presque athlétique. Cet individu, au moment d'être libéré du service, avait eu la vérole et avait été traité dans un hôpital militaire. Un an à 18 mois après les premiers accidents syphilitiques, ses testicules, qui jusqu'alors avaient été sains et de beau volume, commencèrent peu à peu à s'atrophier. Bientôt les poils de la barbe et ceux qui recouvraient le pubis tombèrent sans cause connue, et, en 1857, cet homme avait les deux testicules réduits chacun au volume d'une petite noisette, il était absolument imberbe et son pubis seul présentait quelques poils follets. Sa voix, qui avant la double atrophie testiculaire était mâle et grave, était devenue faible et semblable à la voix de femme. Son caractère s'était aussi modifié. Autrefois il avait de l'énergie, de l'activité, et il était devenu nonchalant et triste.

L'ablation des ovaires amène un phénomène inverse chez la femme qui perd alors les caractères de son sexe et se rapproche de l'homme ; comme on peut s'en assurer en lisant l'observation de Percival Pott (*OEuvres chirurgicales*, Paris, 1777, in-8, t. I, p. 492), et la note de M. Roberts, sur les Hedjéras ou femmes eunuques de l'Inde (*Voyez Journal l'Expérience*, Paris, in-8, n° du 9 février 1843). — Ramsbotham (*Obstetric Medicine and Surgery*, London, 1851, in-8, p. 49), rapporte le fait suivant : Hunter ayant enlevé à une truie l'un de ses ovaires, l'animal mutilé mit bas six petits de moins qu'une truie du même âge. Les deux ovaires ayant été enlevés, l'animal ne manifesta plus le désir de copuler, perdit tous les caractères de son sexe, et prit la plupart de ceux du mâle. Ce fait a été constaté sur tous les animaux, mais surtout chez les oiseaux. Si l'on prive de ses ovaires une poule commune domestique, elle prend bientôt le plumage du coq, son cri change, et son caquetage habituel est remplacé par un chant imparfait.

Dans l'ouvrage de M. Isidore Geoffroy-Saint-Hilaire (*Traité de tératologie*, t. II, p. 57), je vois que lorsqu'une maladie de l'ovaire rend une poule stérile avant le temps, il arrive parfois que son plumage revête peu à peu les couleurs et le développement caractéristiques du sexe mâle, en même temps des ergots se produisent, sa voix change, et elle prend les habitudes des mâles ; le même auteur ajoute que Roose (*Beiträge zur öffentl. und gericht. Arzneikunde*, t. II, p. 230), « cite une vieille femelle de canard

blonds ; ce fait mérite d'être signalé, d'autant plus que l'on m'a communiqué l'observation d'un homme brun devenu blond, par suite d'une affection testiculaire double[1].

Les individus affectés d'une absence congéniale des deux testicules sont mous, peu énergiques, craintifs ; ils rougissent facilement, tout leur fait peur, et même on ne parvient à les examiner qu'à grand'peine : en cela, ils ressemblent encore aux eunuques, qui le plus souvent sont pusillanimes. Au reste, la castration pratiquée sur l'adulte affaiblit singulièrement l'énergie morale, comme le prouve le fait suivant, rapporté par M. d'Escayrac de Lauture :
« J'ai vu, dit-il, six esclaves appartenant au cachef d'Abou-
« Haras, dans le Cordofan, qu'à la suite d'un complot tramé contre
« la vie de leur maître, ce dernier avait fait émasculer ; tous
« étaient pubères lorsqu'ils subirent cette mutilation, aucun ce-
« pendant ne mourut ; leur caractère changea entièrement, et la
« soumission qu'ils montrent aujourd'hui diffère d'une façon re-
« marquable de l'esprit de rébellion et de vengeance qui les ani-
« mait auparavant[2]. »

De même que chez les animaux châtrés jeunes, les forces physiques des individus dont je fais l'histoire n'acquièrent pas leur développement normal[3] ; aussi, le plus souvent sont-ils incapables d'un travail pénible et continu ; leur défaut d'énergie, de courage et de force, devra les faire exempter du service de l'armée, bien

---

« (depuis disséquée par Hunter), qui poursuivait les autres femelles, et que l'on vit
« même cocher une de celles-ci, en simulant à son égard tous les actes d'un véritable
« mâle. »

1. Le fait suivant m'a été communiqué par M. le docteur Poterin-Dumotel. Le nommé X... de Genève ayant eu le testicule gauche affecté de dégénérescence cancéreuse, la glande malade fut enlevée en 1840 par M. Ricord. Neuf ans plus tard, le testicule droit ayant été atteint de la même maladie, M. X... vint me consulter : je constatai alors que M. X..., qui autrefois était *très-brun*, avait les *cheveux châtain clair*, et que sa voix était d'un timbre très-élevé.

2. *Voy.* M. d'Escayrac de Lauture, *le Désert et le Soudan*, Paris, Dumaine, 1853, in-8, p. 448.

3 « On peut voir, par l'exemple des animaux, combien ces parties (les testicules) con-
« tribuent à la force et au courage : Quelle différence entre un bœuf et un taureau, un
« bélier et un mouton, un coq et un chapon! » (*Œuvres de Buffon*, édit. Richard, Paris, MDCCCXXXV, in-8, t. VIII, p. 394.)

qu'ils ne soient spécialement exposés par leur infirmité à aucun accident grave.

On sait qu'à l'époque de la puberté, le mouvement organique porte sur l'appareil de la phonation [1] ; chez les hommes privés congénialement des testicules, ce mouvement n'ayant pas lieu, ils restent ce qu'ils étaient auparavant, ou plutôt leurs poumons, leur trachée, leur larynx, se développent, mais pas relativement autant que les autres parties de leur individu : aussi, leur voix, au lieu de muer, reste-t-elle à peu près ce qu'elle était auparavant ; elle est grêle, aigre ; chez quelques-uns, elle a une grande ressemblance avec la voix de femme, mais elle n'a pas un timbre aussi agréable ; d'ailleurs, ce fait a déjà été noté chez les eunuques chanteurs ou castrati [2].

---

1. Voy. M. L.-A. Segond, Hygiène du chanteur, Paris, 1846, in-12, p. 208.

2. On ne sait pas d'une manière précise, à quelle époque la castration fut pratiquée seulement dans le but d'empêcher la voix de se transformer au moment de la puberté. Les premiers eunuques chanteurs paraissent avoir été les prêtres de Cybèle, qui se mutilaient à leur initiation pour imiter Atys, amant de la déesse (Encyclopédie méthodique, par Diderot et d'Alembert ; musique, Paris, MDCC.X.CI, in-4, t. I, p. 214). Les auteurs ne parlent pas des modifications que leur voix éprouvait après cette opération. Peut-être perdait-elle seulement de son intensité et devenait-elle plus aiguë, l'ablation des testicules étant pratiquée chez des hommes dont le larynx était complétement formé.

Le comte Grégoire Orloff (Essai sur l'histoire de la musique en Italie, Paris, 1821, in-8, t. I, p. 229), pense que la castration était déjà établie pour la musique au XIIe siècle, il s'appuie sur ces paroles de Théodore Balsamone : « Olim cantorum ordo, non ex « eunuchis, ut hodiè fit, constituebatur, sed ex eis qui non erant hujus modi scholæ. » Ce qui veut dire tout au contraire : qu'autrefois les chanteurs n'étaient pas eunuques comme maintenant. Cependant Dujardin (Histoire de la chirurgie, Paris, MDCCLXXIV, in-4, t. I, p. 43), fait remonter l'usage des eunuques dans la musique d'église au XIVe siècle.

Quoi qu'il en soit, d'après une note remise à Burney par le Signor Santarelli, maître de la chapelle pontificale et castrat lui-même, il paraîtrait que jusqu'en 1600, la chapelle pontificale fut desservie par des Espagnols qui chantaient en voix de fausset, et que pour cela, on appelait des falsetti. Le dernier d'entre eux fut Jean de Sanctos, qui mourut à Rome en 1625. Aux falsetti Espagnols on préféra les soprani ou castrati. Le premier de ces mutilés admis dans la chapelle du pape en 1601, fut un prêtre de la congrégation de l'Oratoire, le père Jérôme de Pérouse, qui se laissa châtrer ou fut opéré de force, point que je n'ai pu élucider. Le père Jérôme mourut en 1644. Bientôt, l'usage des sopranistes italiens se généralisa et passa dans les autres contrées de l'Europe. Louis XIV avait dans sa chapelle plusieurs castrati que l'on faisait venir de bonne heure des écoles d'Italie et qui chantaient dans les parties de dessus. Le roi avait des bontés particulières pour eux ; il leur permettait de chasser dans ses capitaineries et leur parlait quelquefois avec humanité, prenant plaisir à consoler ces malheureux de la barbarie

Tous les individus affectés d'anorchidie congéniale bilatérale
dont j'ai recueilli l'observation avaient la voix grêle et d'un timbre

de leurs pères (*Encyclopédie* de Diderot et d'Alembert, Paris, MDCCLIII, in-fol., t. III,
page 145).

Vers le milieu du XVIIe siècle on cite parmi les soprani renommés : Guidobaldo, Cam-
pagnola, Grégori, Angelucci, et surtout Loretto Vittori. A cette époque (1640), on voit
dans une lettre écrite par le célèbre voyageur Pietro della Valle à Lilio Guidicione,
que les castrati étaient très-communs; il n'y avait plus un théâtre, plus une chapelle
en Italie sans soprani (*Encyclopédie méthodique*, par Diderot et d'Alembert, Paris,
MDCCXCI, in-4, t. I, p. 215). L'engouement pour les castrati avait pris de telles propor-
tions, que les pères faisaient mutiler leurs enfants afin de vivre plus tard à leurs dépens,
et que parfois, ceux-ci même se faisaient opérer de leur plein gré, afin que leur voix ne
muât pas, et qu'au lieu de s'affaiblir elle pût acquérir encore de la beauté. Mais, d'après
Fétis (*Biographie des musiciens*, Paris, 1835, in-8, t. I, p. 318), « la mutilation
« ne produisait pas toujours les effets qu'on en avait espéré, beaucoup d'infortunés
« perdaient la qualité d'homme sans acquérir la voix du chanteur. » Cette observation de Fétis est très-juste, car il y eut réellement peu de castrati remarquables par
rapport au nombre considérable d'enfants que l'on mutilait. On en opérait ainsi quatre
mille par année en Italie, et surtout dans les États ecclésiastiques, d'après Doray de
Langrais, l'auteur de *Faustin ou le Siècle philosophique* (Amsterdam, MDCCLXXXIV, in-12,
p. 63). A l'appui de ce que j'avance, je rappellerai les noms de tous les soprani connus.
A la fin du XVIIe siècle, on cite Francesco Bernardi, qui avait une voix de mezzo-soprano remarquable; puis, dans le XVIIIe siècle, Bernacchi, Pasi, Conti, Majorano (Ca-
farelli), le célèbre Farinelli (Carlo Broschi), le chanteur le plus extraordinaire qui ait
existé, Guadagni, et Marchesi Luigi, surnommé Marchesini; celui-ci, étant enfant,
avait une voix remarquable, et il alla lui-même se faire opérer à Bergame, et revint
travailler à Milan sous la direction de Fioroni avec un autre castrat appelé Caironi; il
entra ensuite dans la cathédrale, puis alla à Rome jouer des rôles de femme. Enfin,
le XIXe siècle a vu Crescentini (le chevalier Girolamo), qui, en 1809, joua au théâtre
de la cour de France, fut maître de la chapelle impériale, Pacchiarotti, et le célèbre
Veluti, qui paraît avoir été le dernier castrato connu. (*Voy. Dictionnaire historique des
musiciens* de Choron et Fayolle, Paris, 1810, in-8, *Essai sur l'histoire de la musique
en Italie*, par le comte Orloff, Paris, 1822, in-8, t. I, p. 231, et *Biographie universelle
des musiciens*, par F.-J. Fétis, Paris, MDCCCXXXV, in-8.)

On le voit, la castration pratiquée en Italie pour faire des soprani, ne remonte pas au
delà du XVIIe siècle. Je dis en Italie, car, dans tout le XVIe siècle, on fit des mutilations nombreuses en Espagne dans un but que je n'ai pu découvrir, et le mal devint
tel, qu'il fallut une bulle du pape Sixte V pour ordonner de démarier les eunuques.
Cette note montre de plus, que l'ablation des testicules pratiquée en Italie sur une si
grande échelle, dans le courant du XVIIe et du XVIIIe siècle, ne produisit que peu de soprani distingués, car j'ai indiqué plus haut tous ceux dont les noms sont restés dans les
ouvrages spéciaux sur la musique.

L'ablation des glandes séminales faites chez un enfant a un résultat certain; elle
empêche le développement du larynx. Aussi, au moment de la puberté, la voix, au lieu
de baisser d'une octave au moins, reste ce qu'elle était auparavant; c'est encore une
voix de soprano ou de mezzo-soprano. Ainsi, la castration ne fait pas un chanteur, elle
fait un soprano; c'est ce qui explique comment, pour tant de mutilés, il y eut si peu
d'hommes remarquables.

J'aurais désiré savoir exactement quelle était la nature de la voix de ces soprani.

élevé; l'un d'eux même (le nommé Anti.), avait absolument une voix de femme, et la note la plus basse qu'il pouvait donner était supérieure d'une octave à la note la plus basse que je pouvais atteindre. Il est donc permis de croire que ces hommes avaient le larynx peu développé, semblables en cela aux individus qui ont subi la castration étant enfants [1].

Un fait digne d'être noté, c'est que les quatre hommes que j'ai examinés, paraissaient beaucoup plus jeunes que leur âge ne l'eût fait supposer; ainsi l'un d'eux, le nommé Anti., âgé de 27 ans, semblait tout au plus en avoir 17. Un autre, le nommé Hen., âgé de 34 ans, paraissait en avoir de 16 à 17.

De plus, ils avaient une intelligence très-ordinaire, ce qui ne doit pas surprendre; on sait que les eunuques opérés étant enfants sont peu doués à cet égard. Quant à ceux qui ont été mutilés après

---

J.-J. Rousseau, qui avait pu les étudier, s'exprime de la façon suivante dans son *Dictionnaire de la musique* à l'article *voix*. (Œuvres complètes, Paris, 1785, in-12, t. XVIII, p. 416). « Les eunuques et les enfans ont à peu-près le même diapason de *voix* que les « femmes; tous les hommes en peuvent même approcher en chantant le faucet. Mais, « de toutes les *voix* aiguës, il faut convenir, malgré la prévention des Italiens pour les « castrati, qu'il n'y en a pas d'espèce comparable à celle des femmes ni pour l'étendue ni « pour la beauté du timbre. La *voix* des enfans a peu de consistance et n'a point de « bas; celle des eunuques, au contraire, n'a d'éclat que dans le haut, et pour le faucet, « c'est le plus désagréable de tous les timbres de la *voix* humaine : il suffit, pour en con- « venir, d'écouter à Paris les chœurs du concert spirituel, et d'en comparer les dessus « avec ceux de l'opéra. » — J.-J. Rousseau n'aimait point les chanteurs mutilés, car il dit dans l'ouvrage que je viens de citer (t. XVII, p. 162, article CASTRATO). « L'avan- « tage de la voix se compense dans les *castrati* par beaucoup d'autres pertes. Ces « hommes qui chantent si bien, mais sans chaleur et sans passions, sont, sur le théâtre, « les plus maussades acteurs du monde; ils perdent leur voix de très-bonne heure, et « prennent un embonpoint dégoûtant. Ils parlent et prononcent plus mal que les vrais « hommes, et il y a des lettres telles que l'*r* qu'ils ne peuvent point prononcer du tout. »

1. « Parmi les changements extraordinaires que la castration fait éprouver au corps « humain, les plus frappants sont sans contredit l'absence des poils, de la barbe, et les « dimensions du larynx considérablement diminuées, ce qui donne à ces hommes flétris « la physionomie et la voix du sexe féminin. M. Dupuytren en a fait la dissection « très-exacte chez un homme dont les parties de la génération avaient été mutilées « depuis sa première jeunesse; il remarqua effectivement que le larynx de cet individu « avait un tiers de volume de moins qu'à l'ordinaire, que la glotte n'avait qu'une très- « petite circonférence, et qu'enfin les cartilages laryngiens avaient très-peu de dévelop- « pement. » (Art. *Castrat*, par Marc; Diction. des sciences médicales, Paris, 1813; in-8, t. IV, p. 268.)

Pour l'observation de Dupuytren, *Voy.* le *Bulletin des sciences*, par la Société philomatique, Paris, MDCCCXI, in-4, an 12, n° 79, p. 143.

la puberté, ils conservent, dit-on, une partie de leurs facultés [1].

J'ai pu savoir deux fois seulement qu'elle avait été la durée de la vie chez les individus privés congénialement des testicules : l'homme observé par le Dr Fisher a succombé à 45 ans, celui dont j'ai fait l'autopsie est mort à 61 ans. On peut donc supposer que, contrairement à l'opinion de Burdach [2], ces individus, bien qu'inhabiles à la génération, sont aptes cependant à fournir une carrière aussi longue que celle des autres hommes.

1. M. le docteur Petit (Note sur quelques mutilations pratiquées comme supplices en Abyssinie, et observées à Adoua, capitale du Tigré, *Gazette des hôpitaux* de Paris, n° du 27 octobre 1840, p. 490) distingue, lui aussi, « deux classes de Toonaches ou « castrats : la première comprend ceux chez lesquels la mutilation a été faite avant « la puberté et surtout dans l'enfance ; la deuxième, ceux qui n'ont été ainsi mutilés « qu'après cette époque, soit à la guerre, soit par vengeance. Les uns présentent dans « leur économie, tous les changements signalés, tels que l'altération de la voix, le déve- « loppement des mamelles, l'arrondissement des formes, la face efféminée, l'absence de « barbe. Les autres, au contraire, restent, à de très-légères modifications près, ce qu'ils « étaient avant. La voix est celle de l'homme, la barbe continue à pousser, et surtout, « ce qui est remarquable, le moral ne souffre aucune altération. » M. Petit ajoute qu'il pourrait citer plusieurs faits à l'appui, et surtout, comme un des plus remarquables, celui du gouverneur même d'Adoua (capitale du Tigré) mutilé ainsi par vengeance, huit ans avant l'arrivée de M. Petit dans le pays. Cet homme, malgré la perte de ses testicules, « n'en continua pas moins d'être un des plus braves soldats à la guerre, un « des plus intelligents et des plus sages au conseil et de remplir les fonctions de sa « place sans faiblesse et sans rien qui indiquât au physique ou au moral une transfor- « mation aussi grave dans son économie. »

On connaît, du reste, quelques eunuques, mutilés pour la plupart après la puberté, qu montrèrent de l'élévation d'esprit et du courage. Je citerai surtout :

Favorinus, le philosophe, l'ami de Plutarque ; Aristonicus, général d'un des Ptolémées d'Égypte ; Narsès, chambellan de Justinien 1er, qui commanda en chef et battit les Goths à Nocera ; Kafour qui gouverna l'Égypte pendant vingt-deux ans ; Abélard qui, après avoir été mutilé, composa des écrits remarquables ; Haly, grand-visir de Soliman II Hassan, aga, renégat originaire de la Sardaigne, privé de ses testicules par les infidèles, et qui défendit Alger contre Charles-Quint ; Sarou-Taki Khan qui, étant soldat, fut châtré pour avoir commis une action honteuse, et devint plus tard premier ministre du schah de Perse ; Farinelli, le célèbre chanteur, qui eut une grande influence sur les affaires d'Espagne, sous Ferdinand VI ; Mohammed (agha) Khan, pris avec son père par Kerym Khan, qui le fit mutiler, il s'évada, reprit les provinces que son père avait possédées, et mourut schah de Perse en 1797.

2. D'après Burdach (*Traité de physiologie*, trad. par Jourdan, Paris, 1839, in-8, t. V, p. 402), les chapons, les moutons, les bœufs et les chevaux hongres, n'arrivent point à un âge aussi avancé que les animaux qui se propagent. De même, les herma- phrodites et autres individus inhabiles à la génération, meurent jeunes, et on ne connaît pas d'eunuques qui aient dépassé 70 ans. Burdach oublie les sopranistes Pacchiarotti Farinelli et Crescentini qui vécurent 77 ans, le castrato Majorano et l'eunuque Sarou- Taki Khan qui moururent à 80 ans.

Leur état anormal exerce une influence manifeste sur leur manière de vivre : comme ils sont faibles de santé, peu vigoureux,
timides et craintifs, ils restent dans leur famille auprès de laquelle ils trouvent un appui qui leur est nécessaire. Ils redoutent
la société des femmes, et avec elles ils sont honteux et réservés,
car ils ont conscience de leur infirmité. Enfin, bien qu'ils soient
absolument semblables aux individus qui ont été mutilés dans
leur enfance, ils n'ont certainement pas les défauts que les auteurs ont reprochés aux eunuques [1].

1. « Les châtrés ont plusieurs défauts qui leur sont particuliers; ils sont puants, ils
« ont un teint jaune, le visage ridé et la voix efféminée; ils sont insociables, dissimulés,
« fourbes, et on ne leur voit pratiquer aucune vertu humaine. » (*Cours d'opérations de
chirurgie*, par Dionis, Paris, 1777, in-8 , 8ᵉ édit., p. 310.)

« Les eunuques sont la classe la plus vile de l'espèce humaine : lâches et fourbes,
« parce qu'ils sont faibles; envieux et méchants, parce qu'ils sont malheureux. »
(Benoît Mojon, *Effets de la castration sur le corps humain*, Montpellier, an XII [1804],
in-8, p. 25.)

J.-E. Beauvoisins (*Notice sur la cour du grand seigneur*, Paris, 1809, in-8, 4ᵉ édit.,
p. 27 et 28), dit que les eunuques noirs sont des animaux brutes, sans la moindre instruc-
tion, vivant entre eux comme des sangliers dans une bauge. Ces animaux féroces se
croient tout permis et sont toujours prêts à sabrer ceux qui ne s'écartent pas prompte-
ment de leur passage; les eunuques blancs sont moins sauvages.

ABSENCE CONGÉNIALE

DU CANAL EXCRÉTEUR

ET DU RÉSERVOIR DE LA SEMENCE, LE TESTICULE EXISTANT

Je viens de faire voir que des hommes peuvent venir au monde et vivre sans testicules, tout en ayant, d'un côté ou des deux côtés, un épididyme et un canal déférent, ou ce dernier organe seulement. Je vais montrer maintenant qu'il y a des individus privés d'une partie ou de la totalité du canal excréteur et du réservoir de la semence, bien qu'ils aient l'une ou les deux glandes séminales dans l'abdomen ou dans le scrotum. Ce vice de conformation étant extrêmement rare et n'ayant été constaté qu'à l'autopsie, je l'étudierai dans son ensemble, soit qu'il se présente d'un côté, soit des deux côtés; mais auparavant, j'indiquerai avec grand soin les variétés qu'il peut offrir.

VARIÉTÉS

Le testicule, l'épididyme et le canal déférent existent parfois des deux côtés, bien que les canaux déférents manquent à leur terminaison dans une certaine étendue. Ainsi, on trouve dans Tenon que sur un enfant de deux mois atteint d'exstrophie de la vessie, « le scrotum, les testicules, les vaisseaux spermatiques « étoient dans l'état naturel, si ce n'est que les conduits déférents aboutissoient séparément dans le fond du bassin à deux « tubercules blancs; ils s'implantoient dans quelque membrane, « sans qu'ils parussent avoir aucune communication avec des

« parties qui tendissent au dehors. Je m'assurai de ce dernier fait,
« dit-il, après avoir ouvert le ventre[1]. » Plus loin, cet anatomiste
ajoute qu'ayant fait l'autopsie d'un enfant qui, pendant la vie,
rendait involontairement et goutte à goutte son urine par deux
petits trous placés sur une protubérance membraneuse et mûri-
forme, située immédiatement au-dessus des os pubis, il constata
que cet enfant « n'avoit point de glandes prostates, de vésicules
« séminales, de verge, de scrotum. Je trouvai, dit-il encore, dans
« deux plis formés par la peau, qui s'étendoient dans les aînes,
« et qui représentoient une sorte de vulve, un testicule de chaque
« côté, un épididyme, un canal déférent; ce dernier étoit terminé
« vers les vaisseaux iliaques internes par un tubercule dur et
« blanc, dans lequel je n'ai pu découvrir aucune cavité. »

Dans le *Zeitschrift für Physiologie,* de F. Tiedmann[2], M. le
docteur Mayer, de Bonn, a publié un cas analogue. Sur un enfant
mort-né présentant plusieurs vices de conformation, M. Mayer
vit qu'à la place des parties génitales externes, on trouvait seulement un petit sac pédiculé de tissu cellulaire, ressemblant assez
bien à une figue. Il n'existait pas trace de l'anus. La vésicule
biliaire, les reins, les uretères et la vessie manquaient complétement. Les capsules surrénales, deux fois plus grosses que de
coutume, étaient dans leur état normal. Les testicules, moitié
plus petits qu'à l'ordinaire, se trouvaient dans le voisinage des
capsules surrénales, les épididymes existaient aussi, mais les
canaux déférents se terminaient dans le tissu cellulaire et dans la
tunique séreuse. Il n'y avait nul vestige des vésicules séminales
et de la prostate, non plus que des parties génitales externes que
remplaçait l'espèce de sac dont j'ai parlé plus haut[3].

---

1. *Mémoire sur quelques vices des voies urinaires et des parties de la génération dans
trois sujets du sexe masculin,* par M. Tenon; inséré dans les *Mémoires de mathémati-
que et de physique,* tirés des registres de l'Académie royale des sciences de l'année
MDCCLXI, et contenu dans l'*Histoire de l'Académie royale des sciences de Paris,* année
MDCCLXI. Paris, MDCCLXIII, in-4, p. 116.

2. Tome II, premier cahier.

3. *Journal des progrès des sciences et institutions médicales,* Paris, 1827, in-8, t. IV,
p. 281.

Mon ami, M. le Dr Parisot, m'a communiqué un fait de même nature qu'il a observé en 1856, à l'Hôtel-Dieu, sur un enfant mort cinq jours après sa naissance[1] (il était affecté d'imperforation du rectum et de communication congéniale de l'extrémité de l'intestin avec la vessie). A l'autopsie, M. Parisot nota les particularités suivantes : Le scrotum était vide, les testicules du volume d'une olive, placés à la partie supérieure des faces latérales de la vessie, donnaient naissance l'un et l'autre à un épididyme se continuant avec un canal déférent, qui, après deux centimètres de trajet environ, venait se perdre sur la paroi latérale de la vessie. Les vésicules séminales manquaient d'une manière absolue.

M. Parise a montré à la Société anatomique une pièce à peu près semblable, seulement l'anomalie n'existait que d'un côté. Sur le tronc d'un enfant né à 8 mois, et mort 20 jours après sa naissance, on remarquait les vices de conformation suivants : « 1.° un hypospadias ; 2° l'absence de l'artère ombilicale droite ; « 3° l'absence du rein gauche, les deux capsules surrénales per- « sistant ; l'artère crurale était rudimentaire à gauche, et se bor- « nait à l'artère capsulaire. » Il y avait de plus, « absence du canal déférent et de la vésicule séminale à gauche[2]. »

Il est regrettable que cette observation soit rapportée aussi brièvement.

M. Cusco a bien voulu me communiquer un fait analogue qu'il a observé sur un aliéné de Bicêtre, mort en 1842 à l'âge de 45 ans. Cet homme avait les organes génito-urinaires ainsi disposés : D'un côté (M. Cusco croit se rappeler que c'était à droite), le testicule était du volume normal et parfaitement disposé, ainsi que l'épididyme, le canal déférent, la vésicule séminale et le rein. A gauche, la glande séminale, grosse comme une amande, donnait naissance à l'épididyme qui se continuait avec

---

1. Cette observation a été publiée par M. Parisot, dans la *Gazette des hôpitaux* de Paris, n° du 5 juillet 1856, p. 313.

2. *Bulletins de la Société anatomique de Paris*, Paris, 1837, in-8, vol. XII, p. 38.

le canal déférent. Celui-ci diminuait bientôt de volume, pour ne plus former qu'un cordon fibro-celluleux, ne remontant pas au delà du canal inguinal. La vésicule séminale et le canal éjaculateur manquaient, ainsi que le rein et l'uretère de ce côté. Le sujet ne présentait pas d'autres vices de conformation.

Bosscha rapporte dans sa thèse inaugurale une observation d'absence de la vésicule séminale et de la plus grande partie du canal déférent gauches. La pièce qui lui a fourni l'occasion de ce travail lui a été communiquée, dit-il, par Gérard Vroliq qui l'avait recueillie, en détachant sur le cadavre d'un homme adulte et bien constitué les parties génitales destinées à une démonstration anatomique. Étonné de voir que chez ce sujet le canal déférent gauche manquait, ne sachant à quoi attribuer cette absence, il apporta plus de soin à l'examen de la pièce, et il vit qu'une petite portion du canal naissait de l'épididyme, et qu'elle était complétement oblitérée à son extrémité supérieure[1]. Les vaisseaux spermatiques, bien conformés, ne présentaient aucune lésion pathologique; il en était de même du testicule gauche, aussi volumineux et aussi bien rempli que le testicule droit, qui était à l'état normal. La tunique albuginée du testicule gauche ayant été incisée pour examiner la substance de la glande, un flot assez considérable de semence s'écoula aussitôt. Le parenchyme testiculaire était parfaitement sain.

Il était de la plus grande importance de voir dans quel état se trouvaient les vésicules séminales. Cet examen vint à l'appui de l'observation faite sur l'absence du canal déférent. Il n'y avait aucun vestige de la vésicule séminale gauche. A droite, au contraire, outre la vésicule de ce côté, on voyait un petit corps ayant la forme d'un S. Du tissu cellulaire et quelques vaisseaux sanguins l'unissaient avec le canal déférent droit, et cela, un peu au-dessus de la vésicule séminale. Ce petit corps flottait librement à l'extrémité de ses attaches et il était fermé de toute part. En

1. *Voy.* pl. XI, fig. 1, 2 et 3.

l'ouvrant, on le trouva rempli d'un liquide qui s'écoula rapidement et se mélangea aux autres matières. On ne put donc pas en faire l'examen chimique. Ce liquide était très-limpide, filant, visqueux et semblable au fluide prostatique. La surface interne de cet appendice était réticulée et d'une structure en tout point semblable à celle des vésicules spermatiques. Sur la crête urétrale, malgré toute mon attention, je ne trouvai qu'un petit orifice où venait s'ouvrir le conduit excréteur de la vésicule séminale droite. Du reste, il n'y avait, ni dans ces parties, ni dans les parties voisines, rien qui pût faire croire à un état pathologique quelconque [1].

J'ai eu l'occasion de voir un fait semblable sur un sujet que M. Siredey avait observé pendant la vie et dont j'ai disséqué les organes génitaux. Cet individu, nommé Henri Thiv., âgé de 34 ans, était entré le 19 mars 1859 à l'hôpital Saint-Antoine, salle Saint-Antoine, n° 13, atteint de phthisie aiguë, affection à laquelle il a succombé le 21 mars 1859.

Thiv. présentait une singulière conformation des organes génitaux extérieurs : il avait une verge et une vulve, sur la partie moyenne de laquelle s'ouvrait l'urètre; aussi appartenait-il à cette classe d'individus désignée sous le nom d'hermaphrodites. Il était petit de taille, rachitique, d'une constitution faible et d'un tempérament lymphatique. Malgré sa mauvaise santé, il s'adonnait à la boisson et se livrait à la débauche. Ainsi, il est certain, d'après les renseignements recueillis par M. Siredey, que cet homme recherchait les femmes, et d'autre part se livrait à la pédérastie passive. Au reste, son orifice anal très-dilaté, indiquait parfaitement ces habitudes honteuses.

Thiv. avait la lèvre supérieure garnie de poils, ainsi que les aisselles et le pubis. La verge mesurait 5 centimètres de longueur. Au-dessous de cet organe, on voyait une vulve à la partie moyenne de laquelle venait s'ouvrir l'urètre. La vulve était limitée par deux

---

1. H. Bosscha : *Dissertatio sistens observationem de vesiculae seminalis sinistrae defectu, integris testibus, vase vero deferente sinistro clauso*, Leidae, 1813, in-4, p. 5.

grandes lèvres[1]. Dans l'épaisseur de la grande lèvre gauche, le palper permettait de reconnaître un cordon allongé appendu à l'anneau cutané du canal inguinal, et descendant jusqu'à la partie moyenne de ce repli cutané[2].

L'abdomen étant ouvert, et les organes génito-urinaires profonds ayant été disséqués, j'ai vu que l'urètre menait d'une part dans la vessie, et d'autre part dans un vagin, qui, en haut, se continuait avec une matrice. A droite, Thiv. n'avait ni ovaire ni testicule. A gauche, ainsi qu'on peut le voir dans la planche X, on apercevait au-dessus, et en dehors de l'orifice abdominal du canal inguinal, un testicule mince, aplati et du volume d'une amande. Cet organe, maintenu seulement par un pédicule pénétrant dans le canal inguinal, était libre dans la cavité abdominale; il mesurait 3 centimètres de longueur sur 15 millimètres de largeur, et il était composé de canalicules spermatiques qui s'effilaient parfaitement. La grande lèvre gauche et le pli de l'aine étant disséqués[3], j'ai vu que le prolongement envoyé par le testicule dans le canal inguinal formait, au-dessous de son orifice cutané, une sorte de corps allongé, mobile, recevant à son extrémité inférieure l'insertion d'un ligament qui m'a paru être la portion scrotale du gubernaculum testis. Ce ligament allait s'insérer sur le côté gauche de la racine de la verge.

Le corps allongé appendu à l'anneau cutané du canal inguinal était recouvert en avant par la séreuse vaginale renflée en bas, mais communiquant librement en haut avec le péritoine. Derrière elle, par transparence, on apercevait des canalicules volumineux formant une sorte de gros cordon. Ayant disséqué avec grand soin ce cordon[4], j'ai vu qu'il était constitué par des vaisseaux efférents, un épididyme, et une portion du canal déférent. Les vaisseaux efférents, au nombre de trois, distendus par un liquide blanc

1. *Voy.* pl. IX, fig. 3.
2. *Voy.* pl. IX, fig. 1.
3. *Voy.* pl. IX, fig. 1.
4. *Voy.* pl. IX, fig. 2.

qui en facilitait la dissection, partaient du testicule et se rendaient au sommet des cônes épididymaires. Comme on peut le voir pl. IX, fig. 2, l'épididyme étalé avait 7 centimètres de longueur et 5 millimètres de largeur; il se continuait avec le canal déférent. Ce conduit, d'abord replié sur lui-même, se terminait en cul-de-sac après un trajet de 4 centimètres environ; il avait un millimètre de diamètre, ses parois étaient minces, et se laissaient facilement déprimer.

Le liquide renfermé dans les canalicules épididymaires et dans le canal déférent *ne contenait pas de spermatozoïdes;* il était tellement abondant que ces organes semblaient parfaitement injectés. Ainsi, chez le sujet de cette observation, à gauche, il y avait absence de la vésicule séminale et de la plus grande partie du canal déférent.

Le canal déférent peut manquer d'un côté seulement dans une partie de son trajet, bien que le testicule, l'épididyme et la vésicule séminale soient bien disposés. En 1847, M. L. Gosselin a publié un fait de ce genre que je reproduis complétement.

« Le 2 mars 1847, j'avais enlevé sur le cadavre d'un homme
« qui pouvait avoir 20 ou 25 ans, les deux testicules, en coupant
« les cordons spermatiques au niveau des anneaux inguinaux.
« J'ouvris d'abord la tunique vaginale du testicule droit, et je
« trouvai sur la tête de l'épididyme deux petits kystes, l'un pédi-
« culé, l'autre sessile, analogues à ceux que l'on rencontre si
« souvent dans cette région; de plus, je fus étonné de voir que
« le canal de l'épididyme se dessinait par des circonvolutions
« beaucoup plus volumineuses qu'à l'ordinaire, et se traduisait
« à la simple vue par une couleur jaune bien prononcée. En cer-
« tains points, ce canal de l'épididyme avait au moins six fois le
« volume de l'état normal, ainsi qu'on le voit bien sur le dessin
« que je conserve; au niveau de la tête, on apercevait un poin-
« tillé jaune dont les diverses parties étaient grosses comme de
« petites têtes d'épingles.

6

« Étonné de cette disposition que je n'avais pas encore notée
« une seule fois depuis plusieurs mois que j'avais commencé des
« recherches sur le testicule, je me proposai d'injecter cet épidi-
« dyme si remarquable par le volume de son canal; je cherchai
« donc le canal déférent au milieu du cordon spermatique; mais
« il me fut impossible de le découvrir; vainement je cherchai au
« milieu des autres éléments du cordon, qui étaient à leur état
« normal, ce conduit ordinairement si facile à reconnaître au
« toucher par sa consistance, et à la vue par son aspect blan-
« châtre; je ne trouvai rien. Je me mis alors à disséquer atten-
« tivement à partir de la fin de l'épididyme; je ne tardai pas à
« rencontrer là un cordon assez gros qui, pour la forme et le
« volume, représentait bien le commencement du conduit défé-
« rent; mais après 8 ou 10 millimètres de longueur, ce conduit
« s'effilait tout à coup, devenait très-mince; un peu plus loin il
« disparaissait, et se changeait en un filament celluleux, qui
« bientôt ne se distinguait plus en rien du tissu cellulaire du
« cordon [1].

« Je poursuivis dès lors la dissection dans le canal inguinal : là.
« il me fut impossible de rien trouver qui ressemblât au canal
« déférent; les veines et artères s'y rencontraient seules. Pour
« apprécier jusqu'où s'étendait cette absence du canal déférent,
« je pris le parti de chercher la vésicule séminale correspondante;
« je la trouvai bientôt assez volumineuse et avec ses bosselures
« naturelles. Le canal déférent longeait bien son côté interne
« et se dirigeait de bas en haut comme à l'ordinaire, je le suivis
« facilement et le trouvai sain jusqu'au niveau du tiers supérieur
« de la vessie, à peu près; là il se changeait encore brusquement
« en un cordon étroit qui s'effilait de plus en plus et se confondait
« ensuite avec le tissu cellulaire; j'ai voulu bien m'assurer que
« ce prolongement filiforme était imperméable; pour cela j'ai
« ouvert le canal près de la vésicule, j'y ai introduit un tube

---

1. *Voy.* la fig. 5 de la pl. VII que M. Gosselin a bien voulu me communiquer.

« et j'ai poussé de l'eau avec une seringue; il ne s'est pas écoulé
« une seule goutte de liquide. Cette expérience a été répétée cinq
« ou six fois en présence de plusieurs personnes; elle m'a donné
« toujours le même résultat. J'ai d'ailleurs soumis les prépara-
« tions à l'examen de la Société anatomique. En un mot, le
« canal déférent manquait chez ce sujet dans ses portions funicu-
« laire et inguinale, et dans une partie de sa portion pelvienne,
« c'est-à-dire dans une étendue d'environ 8 à 10 centimètres.

« Il était évident, d'après les résultats fournis par cette dis-
« section, que le sperme arrêté dans sa marche par l'oblitération
« du canal excréteur s'était accumulé dans l'épididyme et avait
« amené les changements que j'ai signalés tout à l'heure. J'ai
« ouvert la tunique albuginée pour voir si une stase semblable
« aurait eu lieu dans les lobes séminifères du testicule; mais je
« n'ai trouvé de ce côté aucune différence appréciable.

« Pour compléter l'étude de ce fait, j'ai examiné le liquide
« contenu dans la vésicule séminale; ce liquide était abondant,
« malgré l'obstacle à l'arrivée du sperme, mais il était moins
« coloré, moins visqueux que dans l'état normal. Soumis à
« diverses reprises à l'examen microscopique, il n'a pas pré-
« senté un seul spermatozoaire; des cellules épithéliales étaient
« le seul élément que l'on pût apercevoir.

« J'ai ensuite piqué en plusieurs points le canal dilaté de
« l'épididyme; chaque ouverture a laissé passer une gouttelette
« de liquide jaunâtre, épais, tout différent pour l'aspect de
« celui que j'avais trouvé dans la vésicule; plusieurs gouttelettes
« de ce liquide examinées successivement présentaient une grande
« quantité d'animalcules spermatiques morts, sur lesquels il était
« impossible d'élever le moindre doute.

« J'ai étudié comparativement le testicule gauche : il offrait
« le même volume que le précédent, et ne présentait rien de
« particulier, ni sur l'épididyme, ni sur le canal déférent; la
« vésicule séminale était remarquable par un volume moindre
« que celle du côté droit, mais son contenu était notablement

« plus jaune et plus visqueux. Le liquide pris dans cette vésicule,
« celui du canal déférent et celui de l'épididyme, contenaient
« beaucoup d'animalcules spermatiques. Leur quantité était d'ail-
« leurs plus grande dans la vésicule que dans l'épididyme, comme
« cela a lieu dans l'état physiologique.

« J'ajouterai, en terminant la relation de ce fait, que j'ai
« cherché s'il y avait dans la région du scrotum quelque cica-
« trice indiquant une opération faite antérieurement dans cette
« région, je n'en ai trouvé aucune. L'habitude extérieure du
« cadavre était celle d'un sujet vigoureusement constitué, les
« muscles étaient remarquables par leur volume et leur couleur.
« J'ai appris que le sujet avait été amené à l'hôpital Necker où
« il était mort très-promptement d'une perforation spontanée de
« l'estomac; mais je ne n'ai pu avoir d'autres renseignements sur
« ses antécédents [1]. »

L'épididyme, au lieu de se continuer avec le canal déférent,
peut se terminer en cul-de-sac. M. Wilson rappelle qu'il a disséqué un épididyme ainsi mal conformé, et qu'il a déposé la pièce
anatomique dans la collection de Windmill street [2]. Il est fâcheux
que ce fait soit rapporté aussi brièvement.

John Hunter [3] a observé un cas bien curieux. Sur un sujet dont
il pratiqua l'autopsie, les deux testicules étaient parfaitement disposés, mais d'un côté l'épididyme était presque complet, tandis
que du côté opposé il manquait sur une longueur de près d'un
pouce. Les canaux déférents, partant d'une poche formée par les
deux vésicules séminales se terminaient, celui de droite à un pouce
au-dessous de l'anneau inguinal extérieur, celui de gauche cessait
derrière le testicule sans avoir aucune continuité avec la glande.

1. *Mémoire sur les oblitérations des voies spermatiques*, par M. L. Gosselin, travail
lu à l'Académie de médecine, le 29 juin 1847. *Archives générales de médecine*, Paris,
1847, in-8, 4e série, tome XIV, p. 408.
2. M. Wilson. *Lectures on the Structure and Physiology of the Male Urinary and Genital Organs*, London, 1821, in-8, p. 423.
3. *The Works of John Hunter*, edited by Palmer, London, 1837, in-8, vol. IV, p. 23.

Les deux vésicules séminales juxta-posées étaient distantes de la
prostate et ne venaient point s'ouvrir dans l'urètre. Voici au reste
la traduction de ce fait que l'on comprendra parfaitement, si l'on
veut bien regarder les figures 2 et 3 de la planche II, que j'emprunte à l'atlas du célèbre anatomiste anglais :

« En 1755, je disséquais un cadavre, afin de faire représenter
de côté les organes contenus dans la cavité pelvienne, lorsque je
trouvai à gauche une poche contiguë au péritoine, juste sur le côté
du pelvis, là où les vaisseaux iliaques internes se divisent, au-
dessus de l'angle de réflexion du péritoine, à l'union de la vessie
avec le rectum. Le canal déférent gauche se rendait à cette poche,
et, ce qui est très-singulier, le canal déférent droit ou du côté
opposé croisait la vessie près de son union avec le rectum, pour
rejoindre cette même poche. Je suivis le canal déférent gauche
jusqu'au testicule. Mais, en disséquant le canal déférent droit, à
travers l'anneau du muscle oblique externe, je le vis cesser brusquement à un pouce environ après sa sortie de l'abdomen, et son
extrémité était fermée. En examinant le cordon spermatique de
cet endroit jusqu'au testicule, je ne pus trouver le canal déférent.
Mais en commençant mon examen du côté du testicule, et en
suivant l'épididyme à partir de son origine, je vis qu'à la moitié
de son trajet sur le corps du testicule, cet organe devenait droit
et bientôt semblait se terminer subitement. Le canal de l'épididyme en cet endroit était assez large pour être facilement injecté
au mercure. Toutefois le métal ne passait pas loin. Ainsi, il y
avait absence d'une portion de l'épididyme et du canal déférent
dans la plus grande partie du cordon spermatique droit. Du côté
gauche, le canal déférent commençait là où l'épididyme se termine
d'ordinaire, et l'épididyme manquait environ sur une longueur
de près d'un pouce. Je disséquai la poche dont j'ai parlé plus
haut, elle était formée par les deux vésicules séminales, car en
insufflant l'un des canaux déférents, je gonflais l'une des moitiés
du sac. En envoyant de l'air dans l'autre canal déférent, je gonflais l'autre moitié. Les vésicules séminales contenaient le mucus

qu'elles renferment d'ordinaire. Toutefois, malgré un examen
attentif, je n'ai pu trouver un conduit allant des vésicules séminales à la prostate, ni même les restes de l'un de ces conduits.
Il était évident que sur ce sujet il n'y avait aucune communication entre les canaux déférents et les épididymes, ni entre les
vésicules séminales et l'urètre. La crête urétrale était bien conformée, mais elle ne présentait aucun orifice à sa surface. Les
deux testicules étaient parfaitement sains, leurs conduits allant à
l'épididyme contenaient de la semence.

Dans l'observation suivante, empruntée au mémoire de Brugnone sur les vésicules séminales, le vice de conformation unila-
téral a été constaté sur un adulte privé d'une portion de l'épididyme et de la plus grande partie du canal déférent. Malgré cela,
la glande séminale de ce côté était saine. Seulement la portion
d'épididyme qui existait se trouvait fortement distendue par de la
semence.

« Le 12 de décembre (1787), en préparant les parties génitales
« sur un homme robuste, âgé d'environ 26, ou 27 ans, mort
« en peu de jours d'une péripneumonie à l'hôpital de St.-Jean, je
« fus étonné de ne pas trouver du côté droit le canal déférent à
« son entrée dans le bassin. Cela fit que je me mis à examiner
« avec plus d'attention le testicule, le cordon spermatique et la
« vésicule séminale du même côté. J'observai donc que l'épidi-
« dyme manquoit presqu'entièrement, puisqu'il n'en paraissoit
« que la tête, qui formoit différentes bosses remplies de semence :
« le restant de ce corps qui s'étend le long du bord supérieur du
« testicule, et tout le canal déférent manquoient tout-à-fait, sans
« qu'il y eût aucune cicatrice, ou autre marque de maladie, qui
« les eût détruits. Le testicule étoit très sain, et à peu près de
« la même grosseur, que celui de l'autre côté. En examinant la
« vésicule séminale du côté imparfait, je trouvai à son extrémité
« antérieure une portion du canal déférent de la longueur environ
« d'un pouce conformée comme la portion correspondante du
« canal déférent de l'autre côté, qui s'inséroit de même dans le

« conduit excréteur de la vésicule séminale ; mais celle-ci étoit
« flasque et absolument vide ; en la comprimant ainsi que ladite
« portion de son canal déférent, je n'ai jamais pu en exprimer
« dans l'urètre la moindre goutte de semence ; au lieu que la
« vésicule séminale gauche, qui répondoit au conduit déférent et
« au testicule bien conformée, étoit très-pleine de semence, que
« je faisois sortir en très-grande quantité en la comprimant par
« le conduit éjaculatoire gauche. Quoique cette vicieuse confor-
« mation fût, selon toutes les apparences, de naissance, néan-
« moins la vésicule séminale et le conduit éjaculatoire droit
« avoient conservé leur cavité naturelle[1]. »

J'ai eu l'occasion de constater l'absence de la vésicule séminale,
de la plus grande partie de l'épididyme et de la totalité du canal
déférent du côté gauche. Voici dans quelles circonstances : le
11 février 1859, M. Simon, interne de M. le professeur Natalis
Guillot, a bien voulu m'apporter les organes génito-urinaires
du nommé Edme Pellard mort la veille à l'hôpital Necker, salle
Saint-Luc, lit n° 4. Cet homme, âgé de 37 ans, entré le 9 février,
était atteint de pneumonie, et depuis le 5 février il souffrait d'un
ictère intense.

A l'ouverture du cadavre, M. Simon trouva le poumon gauche
enflammé au deuxième degré ; plus, des traces anciennes d'une
double pleurésie. Ayant eu l'idée d'examiner les organes urinaires profonds, il fut frappé de voir que le rein et la capsule
surrénale gauches manquaient d'une manière absolue. Du reste,
l'aorte ne fournissait aucune branche au niveau du point où ces
organes auraient dû se trouver. M. Broca, assistant par hasard à
cette autopsie, constata cette disposition singulière. M. Simon
chercha le rein gauche dans le grand et dans le petit bassin ; mais
il ne put le trouver, ce qui lui donna l'idée d'examiner la face

----

1. Observations sur les vésicules séminales, par M. Brugnone ; *Mémoires de l'Académie
royale des sciences de Turin*, années 1786-1787, Turin, MDCCLXXXVIII, in-4, p. 625.

postérieure de la vessie. Il vit alors que du côté gauche, l'uretère manquait ainsi que la vésicule séminale et le canal déférent. Au contraire, tout l'appareil génito-urinaire droit était bien disposé. La verge était d'un volume médiocre. Le scrotum, petit, renfermait les deux testicules. Seulement, tandis qu'à droite, par le palper, on sentait parfaitement le canal déférent, à gauche, on ne pouvait le distinguer au milieu des éléments du cordon[1].

Ayant examiné les organes génito-urinaires de Pellard, que M. Simon avait bien voulu m'offrir, j'ai noté les particularités suivantes : la capsule surrénale droite était très-développée; le rein·droit, unique, recevait trois artères et mesurait 14 centimètres et demi de longueur, sur 77 millimètres de largeur au niveau du hile; la glande était très-large à sa partie moyenne, et son extrémité supérieure était plus volumineuse que son extrémité inférieure.

A droite, le testicule, l'épididyme, le canal déférent et la vésicule séminale étaient parfaitement disposés. La glande spermatique avait 45 millimètres de longueur sur 28 millimètres d'avant en arrière. La vésicule séminale mesurait 65 millimètres de longueur, sur 12 millimètres de largeur moyenne. Le liquide contenu dans les canalicules du testicule et de l'épididyme, dans le canal déférent et dans la vésicule séminale, ne renfermait pas d'animalcules spermatiques.

A gauche, le testicule un peu moins gros que du côté opposé, avait 42 millimètres de longueur sur 28 millimètres d'avant en arrière. Au-dessus de la glande, la tête de l'épididyme était normale, mais elle n'existait que sur une longueur de 15 millimètres. La tunique vaginale était bien disposée, si ce n'est vers le dos du testicule; dans ce point, comme l'épididyme manquait, elle se portait directement sur la tunique fibreuse. Ainsi, sur

---

1. En ouvrant le crâne de Pellard, M. Simon a constaté de plus, chez cet individu, un exhaussement de l'apophyse basilaire de l'occipital, de telle sorte que les apophyses clinoïdes postérieures s'élevaient à plus de 1 centimètre au-dessus des apophyses clinoïdes antérieures. Par suite de cette disposition singulière, la protubérance annulaire était aplatie d'une manière notable.

ce sujet, à gauche, il y avait absence du corps de l'épididyme, de la queue de cet organe, du canal déférent et de la vésicule séminale, dispositions dont les figures 1, 2, 3, 4 de la planche XII rendent parfaitement compte. Malgré l'anomalie, le cordon spermatique était bien disposé. L'injection des vaisseaux sanguins n'ayant pas été faite, je n'ai pu voir comment ils se distribuaient. Le parenchyme du testicule gauche était normal, et les canalicules parfaitement disposés. Toutefois, leur contenu ne renfermait pas d'animalcules formés ou en voie de formation. Les canalicules de la tête de l'épididyme étaient distendus par un liquide épais et rougeâtre, dans lequel je n'ai pu trouver de spermatozoïdes.

La face postérieure de la vessie offrait une disposition curieuse : à gauche, l'uretère, le canal déférent et la vésicule séminale manquaient; à droite, l'uretère venait s'ouvrir à la partie moyenne de la face postérieure de la vessie. La crête urétrale présentait une seule ouverture à sa partie moyenne. La moitié droite de la prostate était très-grosse, et avait 35 millimètres de longueur sur 23 millimètres de largeur, tandis que la moitié gauche était toute petite et mesurait seulement 22 millimètres de longueur sur 13 millimètres de diamètre transverse.

Les faits de Hunter, de Brugnone et celui qui précède, montrent qu'une partie de l'épididyme peut manquer congénialement. L'absence de cet organe dans sa totalité est bien plus rare ; car je n'ai trouvé que les lignes suivantes se rapportant à cette anomalie : « Le 26 janvier 1647, dit Jean Rhodius, sur le cadavre d'un homme qui pendant la vie avait eu une mauvaise santé, il n'y avait pas d'épididymes [1]. » Il est à regretter que Jean Rhodius se soit borné seulement à énoncer le fait.

Dernièrement, j'ai montré à la Société de biologie un cas

---

1. « An. 1647, janv. 26, in cadavere e valetudinario epididymes fuere nullæ. » (Joannis Rhodii Mantissa Anatomica, ad Thomam Bartholinum, Hafniæ, cIɔ Iɔc LXI, in-12. Obs. XLVI, p. 26.)

semblable. J'ai fait voir que chez un porc l'un des épididymes manquait complétement[1]. Cette anomalie est représentée pl. XIII.

Les observations que je viens de rapporter montrent que, dans tous les cas où la portion terminale du canal déférent manque, il y a absence de la vésicule séminale du côté correspondant.

1. Le 23 juin 1859, j'ai disséqué un porc âgé d'un an dont les testicules étaient restés dans l'abdomen. Chez cet animal, l'épididyme et la partie terminale du canal déférent du côté droit manquaient congénialement. Peu après sa naissance, ce porc avait été présenté au châtreur qui n'avait pu l'opérer, malgré cela il fut laissé avec ceux de sa portée. Plus tard, il fallut le tenir séparé parce qu'il était colère et méchant. Comme il se tourmentait continuellement, on ne put arriver à l'engraisser, ce qui décida son propriétaire à le faire abattre. Ainsi que j'ai pu m'en assurer par moi-même, ce porc, mis avec les truies, n'essayait pas de les couvrir; mais si on le faisait entrer dans la loge des vérats, aussitôt ceux-ci venaient le flairer, ce qu'il faisait ensuite à son tour, et bientôt ils commençaient à se battre. Cet animal était de taille moyenne, mais conformé d'une manière vicieuse, car il avait le dos concave, de plus, il présentait au flanc droit une cicatrice très-étendue. D'après le porcher, il serait venu au monde avec cette cicatrice, et depuis sa naissance il n'aurait jamais éprouvé d'accident. Ses testicules n'étaient pas apparents, la verge était d'une dimension ordinaire.

Ce porc est abattu, puis saigné devant moi; il n'éjacule pas. Nous aurons plus loin l'explication de ce fait. L'abdomen étant ouvert, je trouve le testicule gauche dans la région lombaire au-dessous du rein. Le testicule droit est dans la même région du côté opposé, mais il est placé plus bas. Le testicule gauche mesure 8 centimètres de longueur, 55 millimètres de largeur, et 18 millimètres d'épaisseur. L'épididyme, ainsi qu'on peut le voir planche XIII, est allongé et très-grêle par rapport au testicule; il se continue avec le canal déférent, qui a une longueur de 20 centimètres. Ce conduit est d'un petit diamètre. En se portant vers l'urètre, il diminue encore, et vers sa terminaison il devient tellement ténu que je ne puis savoir d'une manière exacte s'il est perméable à son extrémité.

Le testicule droit est tout petit; il a 22 millimètres de longueur, 16 millimètres de largeur, et environ 5 millimètres d'épaisseur. De ce côté, l'épididyme manque d'une manière absolue, et le canal déférent commence à 7 millimètres du testicule. Ce conduit chemine vers la prostate, et, après un trajet d'environ 13 à 14 centimètres, il cesse brusquement à 28 millimètres de la prostate, et cela sans s'effiler comme le canal déférent gauche. L'urètre étant ouvert, je vois un petit orifice qui mène dans une sorte de poche ayant une longueur de 17 centimètres et qui côtoie le bord interne du canal déférent gauche. Cette poche, terminée près de l'épididyme en un cul-de-sac arrondi de 5 millimètres de largeur s'effile vers son extrémité urétrale. Quelle est la nature de cette poche? Est-ce un utricule prostatique très-développé ou une sorte de corne utérine? N'ayant pas encore eu l'occasion de disséquer les organes génitaux internes d'un vérat, je reste dans le doute à cet égard.

Le parenchyme des deux testicules est parfaitement sain et il offre une coloration d'un rouge-brun chocolat. Le liquide contenu dans les canalicules spermatiques ne renferme pas d'animalcules; il est composé seulement de granulations et de gouttes graisseuses. De même les premières circonvolutions du canal déférent gauche renferment un liquide dépourvu de spermatozoïdes, mais abondamment fourni d'épithélium cylindrique de petite dimension.

On conçoit très-bien qu'il en soit ainsi ; la vésicule séminale n'est, chez l'homme du moins, qu'un diverticulum destiné à contenir de la semence, et elle résulte d'une sorte de ploiement ou de bourgeonnement qui a lieu sur le côté externe de l'extrémité urétrale du canal déférent.

Dans les faits que j'ai énumérés, tout au contraire, lorsque l'extrémité urétrale du canal déférent existait, le réservoir de la semence ne faisait point défaut. Mais est-ce une règle ? n'y a-t-il pas des exemples d'absence congéniale de la vésicule séminale, bien que le canal déférent existe à sa terminaison ? Voici ce que j'ai pu recueillir à ce sujet : M. Martin-Magron m'a dit avoir eu, dans sa collection de pièces anatomiques, les organes génitaux d'un homme chez lequel les deux vésicules séminales manquaient. Les deux canaux déférents se rendaient à une ampoule qui était placée près de la prostate et de laquelle on voyait partir deux conduits qui, après avoir traversé la prostate, venaient s'ouvrir sur les côtés du vérumontanum. Il est probable que cette ampoule représentait des vésicules séminales arrêtées dans leur développement.

J'ai trouvé de plus, dans les *Bulletins de la Société anatomique,* le fait suivant :

« M. Dufour montre à la société les vésicules séminales d'un « homme adulte chez lequel la vésicule du côté gauche n'existe « pas. De co côté seulement, le canal déférent est un peu bosselé « dans le point correspondant à la vésicule, les deux testicules « étaient égaux en volume[1]. »

Mais ayant prié M. le D^r Ch. Dufour de me communiquer cette observation dans tous ses détails, il a bien voulu m'envoyer une note et un dessin qui s'appliquent, non plus à une absence de la vésicule séminale, mais probablement à un arrêt de développement de cet organe, comme on peut s'en assurer en regardant la fig. 2 de la planche XIV.

---

1. *Bulletins de la Société anatomique de Paris*, Paris, 1853, in-8, vol. XXVIII, p. 154.

Enfin, j'ai moi-même observé un fait dans lequel, de prime abord, on aurait pu croire à une absence de la vésicule séminale; voici dans quelles circonstances : le 2 juin 1856, mon collègue, M. Berneaudeau, voulut bien me donner les organes génitaux du nommé Jean-Baptiste Tanchon, décédé la veille à l'hôpital Beaujon à l'âge de 60 ans. Deux ans auparavant, M. Huguier avait enlevé le testicule gauche de cet homme pour une affection cancéreuse, et je désirais savoir dans quel état se trouvait la vésicule séminale du côté privé de testicule.

Le scrotum présentait, sur sa moitié gauche, une cicatrice linéaire à la face profonde de laquelle adhérait le cordon spermatique. Le canal déférent n'offrait rien de spécial. Tout d'abord, je ne pus trouver la vésicule séminale gauche. Mais ayant disséqué avec le plus grand soin une petite masse de tissu fibro-plastique blanchâtre située sur le côté externe de la terminaison du canal déférent, je parvins à la découvrir. Elle avait à peine le volume d'un pois [1], et ne contenait point de liquide. Très-probablement elle s'était atrophiée, soit consécutivement à l'affection testiculaire, soit à la castration qui en avait été la suite.

Si les faits qui précèdent sont loin de démontrer la possibilité de l'absence de la vésicule séminale, la note suivante que je dois à mon ami M. le Dr Béraud ne laisse aucun doute à cet égard.

« Pendant le cours de mes recherches sur la prostate, j'examinais tous les petits enfants qui sont apportés à l'amphithéâtre « d'anatomie des hôpitaux. Parmi ces enfants, j'en ai rencontré « un, mort quelques jours après sa naissance, très-gras, bien « constitué en apparence, et ayant cependant quelques vices de « conformation dans les organes profonds de la génération, dont « voici la description :

« Prenons les canaux déférents au moment où ils s'accolent à « la vessie. Dans ce point, en effet, on voit ces deux conduits se « porter en convergeant vers la face inférieure de la vessie. C'est

1, *Voy.* pl. XIV, fig. 1.

« à partir de ce moment que l'on constate un vice de conforma-
« tion. Au lieu de voir les deux canaux déférents converger
« vers la partie moyenne de la prostate, on voit, au contraire, le
« canal déférent droit se perdre dans le canal déférent gauche, à
« quelques millimètres de la prostate[1]. De la réunion de ces deux
« conduits, résulte un canal unique qui a environ 3 à 4 milli-
« mètres de longueur, et qui n'est guère plus volumineux qu'un
« des canaux déférents pris isolément. Si l'on suit ce canal uni-
« que, on voit qu'il s'avance d'arrière en avant et pénètre dans
« la prostate en restant toujours à gauche de la ligne médiane.
« Si on le suit à travers la glande avec laquelle il n'offre aucune
« connexion, on le voit diminuer peu à peu de volume, et s'ou-
« vrir dans l'urètre par un orifice unique sur les côtés de la ligne
« médiane, à gauche de la crête urétrale et dans le point où il
« s'ouvre ordinairement; je remarque que cet orifice est plus
« grand, plus dilatable que dans les conformations régulières.

« La crête urétrale n'existait pas à droite, et on n'en trouvait
« qu'un léger vestige à gauche, et c'est sur le côté gauche de
« cette saillie que s'ouvrait le canal spermatique.

« Examinons maintenant la prostate. Au moyen de l'acide
« acétique, chez les enfants à terme ou avant terme, ainsi que
« chez l'adulte, on constate facilement, que la masse désignée
« communément aujourd'hui sous le nom de prostate, se com-
« pose de deux glandes bien distinctes, séparées sur la ligne mé-
« diane par un sillon antéro-postérieur. Sur le jeune enfant que
« nous avons disséqué, les parties n'étaient pas ainsi disposées. Il
« n'y avait qu'un lobe, c'était le lobe gauche, le lobe droit man-
« quait totalement. Le lobe gauche n'était pas plus volumineux
« que dans l'état normal, et c'est sur sa face interne que se trou-
« vait le canal unique dont nous avons parlé.

« Nous n'avons trouvé nulle part de vésicules séminales, il
« n'y en avait ni à droite ni à gauche, et les canaux déférents

1. *Voy.* la fig. 3, pl. XIV, que je dois à l'obligeance de M. Béraud.

« eux-mêmes, au lieu de décrire quelques flexuosités, de pré-
« senter çà et là quelques dilatations avant d'arriver à la pros-
« tate, offraient à peine quelques légères bosselures à leur point
« de jonction. La glande de Méry du côté droit manquait aussi ;
« celle du côté gauche avait sa conformation et ses dispositions
« normales. L'urètre n'offrait pas de diminution dans son calibre,
« il n'avait rien d'insolite vu par l'intérieur. Le pénis était bien
« conformé. Néanmoins, il y avait une exception ; ainsi, tandis
« que l'on voit chez les enfants à la naissance le gland complète-
« ment couvert, au point qu'il y a phymosis, ici c'était l'inverse ;
« le gland était découvert et le prépuce situé en arrière du gland
« formait un relief considérable ; il y avait là un véritable para-
« phymosis congénial.

   « Les testicules étaient réguliers, descendus dans le scrotum,
« ou du moins vers la partie moyenne de cette cavité. Les canaux
« déférents n'avaient rien d'anormal dans tout leur trajet, jus-
« qu'au point où nous avons vu la modification de leur disposi-
« tion anatomique. La vessie, les uretères, les reins ne présen-
« taient aucun vice de conformation. Le côté gauche du corps
« n'était pas plus développé que le côté droit ; rien, en un mot,
« ne trahissait à l'extérieur qu'il y eût à l'intérieur quelque vice
« dans la conformation.

   « En résumé, nous constatons chez cet enfant plusieurs faits.
   « 1° Absence du lobe droit de la prostate.
   « 2° Absence de la vésicule séminale droite et de la vésicule
« séminale gauche.
   « 3° Anastomose du canal déférent droit dans le canal déférent
« gauche.
   « 4° Absence du canal éjaculateur droit. Volume considérable
« du canal éjaculateur gauche.
   « 5° Absence de la partie droite de la crête urétrale.
   « 6° Absence de la glande de Méry du côté droit.
   « 7° Existence d'un paraphymosis congénital. »

Ainsi, sans nul doute, l'épididyme, le canal déférent et la vésicule séminale peuvent manquer congénialement, bien que le testicule soit dans le scrotum et y sécrète des animalcules.

On se demandera peut-être si, dans les observations que j'ai
rapportées, il n'y avait pas atrophie complète des parties qui manquaient ; je ne crois pas trop m'avancer en disant que cela n'est
pas possible ; car, un organe qui s'atrophie, après avoir été formé
complétement, laisse toujours quelques traces, et, dans le lieu
qu'il occupait, on rencontre quelque chose de la maladie, cause
déterminante de l'atrophie.

N'y aurait-il pas eu opération ? cette objection n'a pas même
besoin d'être réfutée, et je n'en parlerais pas si elle ne m'avait été
adressée. Comment a-t-on pu supposer un instant une excision
du canal déférent et de la vésicule séminale ? Sans doute, l'excision
seule du canal déférent est possible : elle a été faite, et je l'ai pratiquée moi-même sur des animaux ; mais elle n'est guère à supposer chez l'homme, et en admettant que jamais pareille mutilation fut tentée, elle laisserait après elle une cicatrice indélébile.

La connaissance exacte du développement de l'appareil séminal rend parfaitement compte de l'anomalie dont je parle et des
variétés qu'elle peut offrir. On le sait, le testicule, organe sécré-
teur, l'épididyme et le canal déférent, organes excréteurs, se forment séparément. Plus tard, la tête de l'épididyme se soude à
l'extrémité supérieure du testicule. Alors seulement, le gubernaculum, qui s'insère à la partie inférieure du testicule et au point
de continuité de l'épididyme et du canal déférent, amène après lui
en se contractant tout l'appareil spermatique. Le testicule et l'épididyme viennent d'abord, puis, le canal déférent se ploie, est
entraîné et suit derrière [1].

De cette indépendance de formation, il résulte que chacune des
portions de l'appareil séminal peut ne pas se développer, bien que

1. *Voy.* pl. III la disposition de l'appareil testiculaire droit *f, g, i, j.*

les autres parties arrivent à un développement complet; mais
toujours les organes qui se sont formés, sont descendus dans
les bourses s'ils donnent insertion au gubernaculum. Le testicule
se forme-t-il seul? Il descend seul dans le scrotum en entraî-
nant ses vaisseaux. Se développe-t-il ainsi que la tête de l'épididyme? Dès que celle-ci lui est en quelque sorte soudée, il
l'amène dans son évolution. Se forme-t-il ainsi que la totalité de
l'épididyme? Ils doivent l'un et l'autre au gubernaculum d'arriver dans les bourses. Le testicule privé de l'épididyme se développe-t-il ainsi que la totalité du canal déférent? Bien qu'ils
soient indépendants l'un de l'autre, ils arrivent ensemble dans le
scrotum; l'extrémité épididymaire du canal déférent est d'abord
ployée, puis entraînée par le faisceau du gouvernail qui lui four-
nit une insertion. Enfin, lorsque la portion urétrale du canal
déférent manque, toujours la vésicule séminale de ce côté fait
défaut, ce qui montre bien que, chez l'homme du moins, la vésicule séminale n'est qu'un diverticulum du canal excréteur du
fluide séminal.

Un fait sur lequel on ne saurait trop insister et qui résulte des
observations que j'ai rapportées, c'est que l'absence partielle ou
totale du canal excréteur de la semence n'a aucune influence
fâcheuse sur le testicule qui se développe parfaitement, acquiert
son volume normal et sécrète des animalcules, comme s'il devait
les éliminer. Ce fait est, je crois, sans analogue pour les autres
glandes de l'économie.

Ainsi, le testicule privé de son canal excréteur sécrète, mais
résorbe les animalcules. Toutefois, si cette anomalie n'entraîne
pas d'accidents sérieux, le plus souvent elle détermine une dila-
tation des conduits séminaux que l'on trouve distendus par la
semence. Cet état anormal des canalicules a été noté, du reste,
dans l'orchite chronique, et je l'ai constaté chez les hommes
atteints de l'oblitération des voies spermatiques déterminée par
l'accumulation de phosphate de chaux dans les circonvolutions
de la terminaison de l'épididyme ou de l'origine du canal déférent.

L'ABSENCE CONGÉNIALE DU CANAL EXCRÉTEUR DU SPERME A-T-ELLE DE L'INFLUENCE SUR LES FACULTÉS GÉNÉRA-TRICES?

Je ne puis me servir, pour répondre à cette question, des faits que j'ai recueillis sur l'homme, car les observations rapportées plus haut sont dues au hasard seul, et les auteurs qui les ont fait connaître n'ont pu rien dire de l'état des fonctions génitales chez les individus dont ils avaient fait l'autopsie. Toutefois, il me sera, je crois, facile de montrer quelle influence exerce, sur les facultés génératrices, l'absence du canal excréteur du sperme. Pour cela, je tirerai mes conclusions des expériences qui ont été faites sur des animaux que l'on a privés d'une partie des canaux déférents, soit avant, soit après la puberté. Astley Cooper est le premier qui ait fait de telles recherches. Je traduirai textuellement ce qu'il a écrit à ce sujet :

« En 1823, j'ai fait l'expérience suivante sur un chien : j'ai divisé d'un côté le canal déférent, et du côté opposé l'artère et la veine spermatiques. Du côté où l'artère et la veine avaient été coupées, le testicule s'est gangrené et a été éliminé sous forme d'eschare. Le testicule du côté où le canal déférent a été coupé est devenu un peu plus volumineux que d'ordinaire. Je gardai ce chien six ans. Durant ce laps de temps, deux fois on le vit exercer le coït; mais la femelle n'eut pas de petits. Cela se passait en 1827.

« En 1829, je tuai ce chien, et je trouvai le canal déférent au-dessous de la division, extrêmement augmenté de volume, et plein de semence; son extrémité supérieure était oblitérée. La portion supérieure du canal déférent était perméable à partir du point divisé jusqu'à sa terminaison dans l'urètre. Les parties divisées étaient séparées par un petit espace [1]. »

1. *Observations on the Structure and Diseases of the Testis*, by sir Astley Cooper. Second edition, edited by Bransby B. Cooper, London, MDCCCXLI, in-4, p. 52.

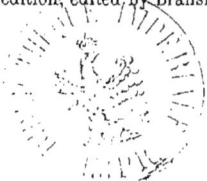

7

M. Curling a répété ces vivisections plusieurs fois, il en a publié le résultat dans les termes suivants :

« Le 23 février 1842, j'ai divisé sur un chien le canal déférent gauche ainsi qu'une petite artère qui l'avoisinait (ce n'était pas l'artère spermatique), et j'ai excisé une petite portion du canal déférent droit. Plus tard, l'animal poursuivit une chienne qui habitait une des maisons du voisinage. Le 26 avril suivant, je le fis tuer. L'aorte abdominale fut injectée. Le testicule droit était sain et normal quant au volume; l'épididyme, dur et distendu par une matière blanche épaisse, renfermait une quantité de spermatozoïdes. Les bouts divisés du canal déférent étaient séparés et parfaitement oblitérés. L'artère spermatique droite avait ses dimensions ordinaires. Quant au testicule gauche, il était atrophié, et il n'avait plus rien de sa structure ordinaire. Les parties composant le cordon spermatique étaient confondues, et il était impossible de les distinguer dans le point où le canal déférent avait été coupé. Ce canal déférent formait un simple cordon. L'artère spermatique gauche était oblitérée, car l'injection n'avait pu la pénétrer; le vaisseau lui-même était à peine visible. J'ai supposé que toutes ces altérations, observées du côté gauche, résultaient de l'inflammation, conséquence de l'opération que j'avais pratiquée. »

« Le 9 avril 1842, j'ai enlevé à un jeune chien appartenant à l'espèce boule terrier une petite partie du canal déférent gauche, et à droite, j'ai lié avec force le cordon spermatique, excepté toutefois le canal déférent, et j'ai divisé les parties liées au-dessous de la ligature. L'animal fut sacrifié le 25 juin suivant. Le testicule gauche avait son volume normal, et il renfermait des spermatozoïdes; le testicule droit était complétement atrophié, il ne restait de la glande qu'un épididyme très-petit à l'extrémité du canal déférent.

« Le 26 avril 1842, sur un jeune chien de grande taille dont les testicules n'avaient pas encore atteint leur complet développement, je mis à nu le cordon spermatique, et je divisai seulement le canal déférent gauche. Le 25 juin suivant, l'animal ayant été tué, je vis que les deux testicules étaient égaux en volume; mais celui du côté gauche était fortement distendu par un liquide renfermant des spermatozoïdes. Les bouts du canal déférent étaient séparés et oblitérés.

« Le 29 juin 1842, sur un jeune chat de huit semaines, j'ai divisé les deux canaux déférents, et j'ai séparé les extrémités coupées : l'animal devint un chat magnifique, et dans le courant du mois de février suivant, il se montra indocile et bruyant, et parut vouloir courir autour de la maison. Le 24 de ce mois, j'enlevai ses testicules, ils étaient volumineux et distendus par un liquide contenant une grande quantité d'animalcules vivants [1]. »

Dans un mémoire intitulé : *Nouvelles études sur l'oblitération des voies spermatiques, et sur la stérilité consécutive à l'épididymite bilatérale*, M. L. Gosselin a rapporté les expériences suivantes :

« Le 14 juin 1847, j'ai, sur un chien de taille moyenne, mis
« le cordon spermatique gauche à découvert; j'ai isolé le canal
« déférent, en laissant tous les vaisseaux spermatiques intacts,
« je l'ai coupé et j'en ai excisé un centimètre. Les suites de
« l'opération ont été très-simples, et l'animal n'a ressenti consé-
« cutivement aucune douleur. Je l'ai sacrifié le 19 avril 1848,
« plus de dix mois après l'expérience; le testicule droit, à l'au-
« topsie, n'a offert rien de particulier; le gauche, du côté duquel
« l'opération avait été faite, présentait le même volume, la même
« couleur et les mêmes caractères que le précédent; seulement
« les flexuosités de l'épididyme étaient rendues apparentes par
« leur distension, et le liquide qu'elles contenaient renfermait
« une multitude de spermatozoïdes. Disséquant ensuite le canal
« déférent, j'ai vu que les deux bouts de la section se continuaient
« l'un avec l'autre par l'intermédiaire d'une substance cellulo-

---

1. *A practical Treatise on the Diseases of the Testis and of the Spermatic Cord and Scrotum*, by T. B. Curling. 2e edit. London, MDCCCLVI, in-8, chap. I, sect. II, p. 11 ; ou *Traité pratique des maladies du testicule, du cordon spermatique et du scrotum*, par T.-B. Curling, traduit sur la 2e édition par M. L. Gosselin, Paris, 1857, in-8, p. 12.

« fibreuse, à travers laquelle il m'a été impossible de faire passer
« de l'eau que je poussais avec une seringue d'Anel. Il y a donc
« eu chez cet animal oblitération du canal déférent, sans qu'au-
« cune douleur et aucune diminution de volume du testicule
« fussent survenues.

« Le 3 juillet 1847, j'ai pratiqué sur un autre chien la même
« opération du côté droit, tandis qu'à gauche j'ai fait la liga-
« ture en masse du cordon spermatique, après avoir bien isolé
« le cordon déférent. Les jours suivants, la région scrotale est
« devenue chaude et douloureuse, puis le testicule gauche est
« tombé en gangrène, tandis que le droit a conservé son volume
« naturel. L'animal ayant été sacrifié le 2 novembre, j'ai trouvé
« une oblitération au niveau du point où la section avait été
« faite. De même que chez l'animal précédent, il n'était pas resté
« de fistule spermatique, et il fut impossible de faire passer de
« l'eau du bout supérieur dans le bout inférieur du canal déférent.
« L'épididyme était rempli d'un liquide pourvu d'animalcules,
« et le testicule avait son volume et son aspect normaux. Il ne
« restait aucune trace du testicule gauche; le cordon de ce côté
« se terminait en un amas celluleux informe. La section du canal·
« déférent n'a donc encore amené aucune atrophie du testicule,
« tandis que celle des vaisseaux spermatiques a été suivie d'une
« gangrène[1]. »

J'ai voulu voir par moi-même l'influence que pouvait avoir sur
la sécrétion spermatique l'absence des canaux déférents. Voici les
deux expériences que j'ai faites à ce sujet :

Le 6 octobre 1859, j'ai enlevé, avec M. le docteur Martin-
Magron, sur un jeune lapin, une portion des deux canaux déférents. Le liquide qu'ils contenaient renfermait des animalcules.
L'opération n'a pas été suivie d'accidents. Le 7 décembre, l'animal
est sacrifié; 22 heures après la mort, j'examine les organes génitaux : des deux côtés, la tunique vaginale est saine ainsi que le tes-

1. *Archives générales de médecine*, Paris, 1853, in-8, 5ᵉ série, t. II, p. 258 et 259.

ticule. La glande séminale droite mesure 31 millimètres de hauteur
sur 12 millimètres d'avant en arrière. Le testicule du côté opposé
a 33 millimètres de hauteur sur 11 millimètres d'avant en arrière
à la partie moyenne. Les épididymes ont chacun 2 millimètres de
largeur; leurs canalicules sont visibles. Les canalicules de la fin de
l'épididyme et ceux du commencement du canal déférent, comme
on peut le voir fig. 5 et 6 de la planche XII, forment une petite
masse inégale, muriforme, dure au toucher, composée de canalicules ayant 2 millimètres de diamètre. Les canaux déférents manquent sur une longueur de 27 millimètres. 28 heures après la
mort du lapin, j'examine au microscope le contenu des voies
spermatiques. Du côté droit, le parenchyme testiculaire renferme
un liquide blanc assez épais, dans lequel je trouve une grande
quantité d'animalcules en voie de formation. Beaucoup sont entièrement formés. Je pique les circonvolutions du commencement
du canal déférent : aussitôt il s'en échappe plusieurs gouttes d'un
liquide blanc, épais comme du lait, renfermant une grande quantité d'animalcules; quelques-uns sont encore doués de mouvements
très-rapides. Le contenu du canal déférent au-dessus du point
coupé est transparent, presque comme de l'eau; il renferme quelques têtes d'animalcules et des spermatozoïdes privés de la moitié
de leur queue. Du côté gauche, le parenchyme testiculaire ne
renferme pas d'animalcules formés ou en voie de développement.
Le liquide extrait des canalicules du commencement du canal déférent renferme une grande quantité de spermatozoaires. Aucun
n'est doué de mouvement. Le bout supérieur du canal déférent
ne contient pas d'animalcules.

Le 7 octobre 1859, j'ai enlevé sur un lapin la portion scrotale
du canal déférent droit. Le lendemain et les jours suivants, la
moitié droite des bourses est devenue chaude, tendue, et s'est en-
flammée. Huit jours après, tout semblait revenu à l'état normal;
mais depuis, le testicule droit n'a pas repris sa mobilité première,
et il n'a jamais pu rentrer entièrement dans l'abdomen. Le lapin
soumis à l'expérience a été conservé seul dans une caisse étroite,

et il a dû souffrir du manque d'air et d'exercice ; toutefois il a toujours bien mangé. Le 2 décembre il est étranglé ; les organes génitaux étant disséqués avec grand soin, je vois que le testicule
gauche a 43 millimètres de hauteur sur 15 millimètres d'avant en
arrière dans sa partie moyenne[1]. L'épididyme est presque filiforme ;
il mesure à peine 1 millimètre de diamètre ; les canalicules de la
fin de l'épididyme sont bien marqués ; ceux du commencement
du canal déférent, plus larges, ont environ 1 millimètre de diamètre. Le contenu des canalicules du testicule renferme des animalcules en voie de développement ou tout formés. Je pique les circonvolutions de la fin de l'épididyme et du commencement du canal
déférent : il en sort à peine une goutte d'un liquide renfermant
une grande quantité de spermatozoaires doués de mouvement.

La moitié droite des bourses présente encore des traces de
l'opération et le cordon adhère à la plaie, qui est cicatrisée. La tunique vaginale est épaissie, un peu rosée, et par places, les deux
feuillets de la séreuse sont unis l'un à l'autre. Le testicule droit,
plus petit que la glande du côté opposé, mesure 36 millimètres de
hauteur sur 11 millimètres d'avant en arrière[2]. Tout au contraire
l'épididyme a 2 millimètres de largeur. Les circonvolutions qui le
terminent sont plus marquées que du côté gauche. Enfin, les canalicules du commencement du canal déférent ont 2 millimètres de
diamètre, soit le double de ceux du côté gauche ; ils sont durs et
distendus par la semence. L'extrémité supérieure du canal déférent
est oblitérée et arrondie. La partie du canal déférent, au-dessus du
point coupé, est amincie et moins opaque. Les canalicules du testicule droit semblent être encore sous l'influence de l'opération ; ils
contiennent bien moins de liquide que ceux de la glande du côté
opposé, et dans ce liquide je crois voir à grand'peine quelques
rares animalcules en voie de développement. Les canaux de l'épididyme droit sont très-visibles ; ceux de la fin de ce conduit et du
commencement du canal déférent sont fortement distendus par

1. *Voy* pl. VII, fig. 4.
2. *Voy*. pl. VII, fig. 3.

un liquide blanc, épais, renfermant une grande quantité d'animalcules doués de mouvement. Ce liquide s'échappe avec abondance
quand je fais une piqûre. Le contenu du canal déférent au-dessus
de la section ne renferme pas d'animalcules.

Les deux dernières expériences de M. Curling montrent que
l'excision d'une partie du canal déférent pratiquée chez de jeunes
animaux n'empêche pas le développement ultérieur du testicule,
qui acquiert son volume normal et fonctionne comme s'il n'était
point privé de son conduit excréteur. Les observations de A. Cooper,
de MM. Curling, Gosselin, et les miennes, font voir que, si l'opération est faite après que la glande a commencé de sécréter, elle
n'en éprouve aucune altération pathologique grave et continue le
rôle qui lui est dévolu ; seulement, le liquide formé dans le testicule s'accumule dans les canalicules de l'épididyme et dans la portion épididymaire du canal déférent.

Ainsi, l'absence congéniale du canal excréteur du sperme
chez l'homme, et l'excision du même conduit pratiquée sur les
animaux, donnent un résultat identique : dans les deux cas, la
glande privée de son conduit se développe et fonctionne comme si
elle pouvait éliminer le produit de sa sécrétion. Au reste, pour se
rendre compte de l'innocuité de l'absence congéniale du canal déférent, il n'était pas nécessaire de mutiler des animaux, mais il suf-
fisait de se rappeler ce qui se passe sur la plupart des individus
affectés d'un épanchement plastique au niveau de la queue de l'é-
pididyme, soit d'un côté, soit des deux côtés. Chez eux, les testicules, s'ils sont à l'état sain, sécrètent des animalcules comme
auparavant, mais le passage de la semence est empêché au niveau
du point malade, comme il est impossible chez les hommes privés
de canaux déférents ; et, dans les deux cas, les canalicules sont
distendus au-dessous du point oblitéré.

L'obstacle apporté à l'écoulement du fluide séminal, l'obli-
gation dans laquelle se trouve le testicule de résorber les pro-
duits sécrétés, et la distension des canalicules, ne déterminent rien

de fâcheux : ainsi, sur plus de 100 malades affectés d'épididymite chronique unilatérale, sur plus de 35 individus atteints d'épididymite chronique double, et dont le sperme ne contenait pas
d'animalcules, je n'ai pas encore noté d'accidents sérieux pouvant
être rapportés d'une manière certaine à l'impossibilité du passage
de la semence.

L'absence congéniale du canal déférent, le testicule existant, a
des conséquences absolument différentes au point de vue de la
reproduction, suivant que l'anomalie existe d'un côté ou des
deux côtés : dans le premier cas, si l'appareil spermatique du
côté opposé est à l'état sain et complet, l'homme affecté jouira de
toutes ses facultés; dans le second cas, il pourra entrer en
érection et avoir des rapports sexuels, comme le prouvent les
expériences faites sur les animaux et ce qui se passe chez les individus affectés d'épididymite chronique bilatérale. Pourra-t-il éjaculer? Je le crois, s'il a des vésicules séminales; dans le cas contraire, je ne le pense pas. Mais très-certainement il n'aura point
d'enfants, car le liquide qu'il émettra, *peut-être*, ne renfermera pas
d'animalcules.

L'absence congéniale des deux testicules et l'absence congéniale
des canaux excréteurs de la semence, les testicules existant, ont
donc un même résultat au point de vue de la reproduction : les
hommes qui sont atteints de ces vices de conformation ne peuvent procréer; toutefois ils diffèrent absolument et pour l'extérieur
et pour l'aptitude aux rapprochements sexuels. Les premiers sont
inaptes au coït et n'éjaculent pas. Les seconds ont tout l'extérieur
des facultés viriles, et peuvent exercer le coït, comme le démon-
trent les expériences faites sur les animaux et ce qui se passe
chez les individus affectés d'épididymite chronique bilatérale.

FIN.

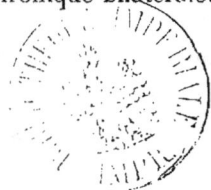

EXPLICATION DES PLANCHES.

PLANCHE I

Organes génitaux du nommé Bixenaër dont l'observation est rapportée à la page 24 de ce mémoire. Chez cet individu, que M. Gosselin a disséqué en 1831, à gauche, l'appareil séminal était complet; à droite, il était représenté seulement par l'épididyme *e*, le canal déférent *b d* et la vésicule séminale. De ce côté, le testicule manquait d'une manière absolue.

M. Gosselin ayant injecté les canaux déférents, les canalicules qui composent les deux épididymes sont très-distincts dans ce dessin.

a. Cordon spermatique droit.
b. Canal déférent droit.
c. Peau du scrotum maintenue écartée par une érigne.
d. Commencement du canal déférent droit.
e. Épididyme droit.
f. Cordon spermatique gauche.
g. Canal déférent gauche.
h. Commencement du canal déférent gauche.
i. Épididyme gauche.
i. Testicule gauche.

Pl. 1

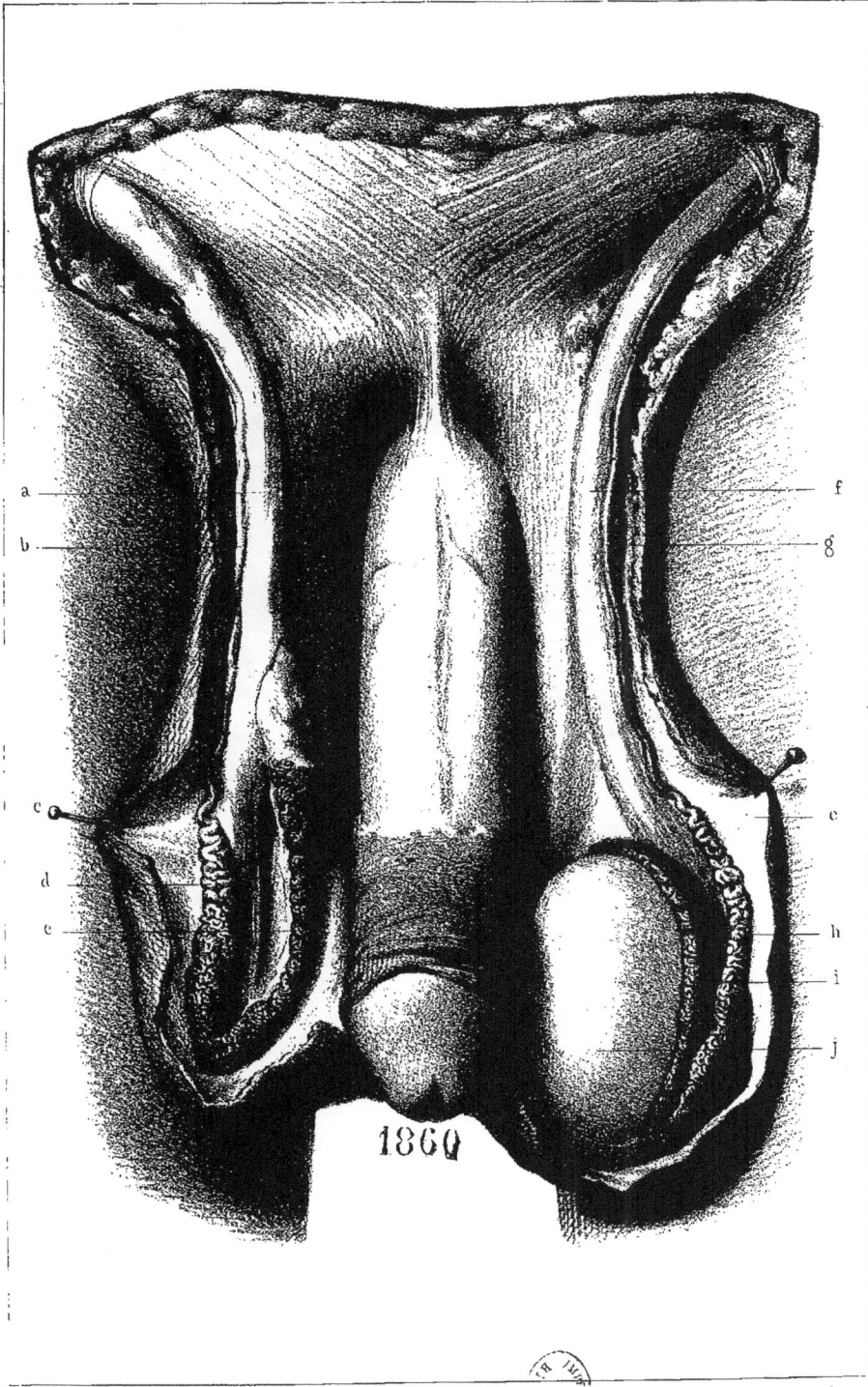

1860

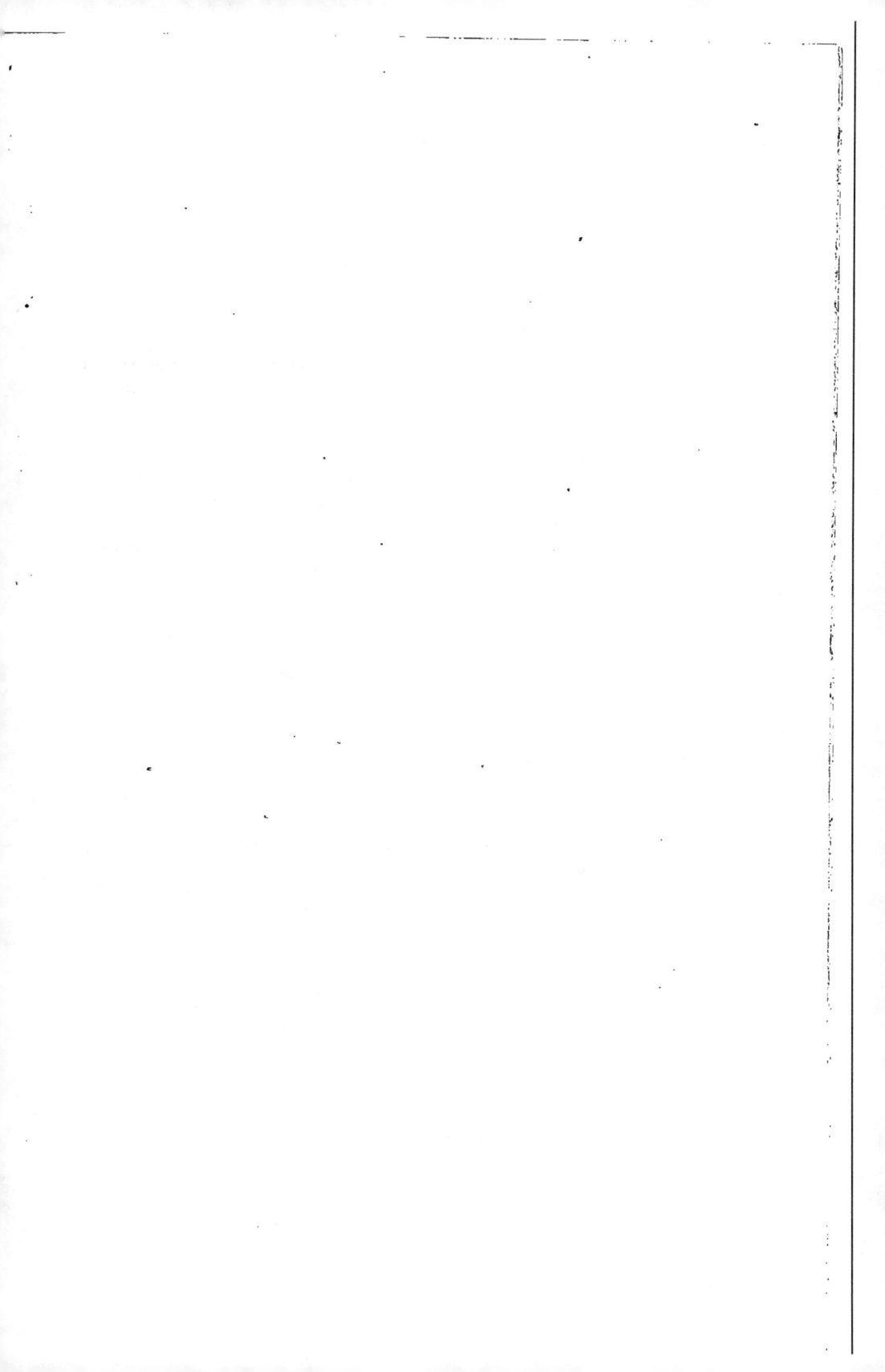

PLANCHE II

Fig. 1.

Organes génitaux d'un homme que M. Follin a disséqué en 1851. Cet individu avait l'appareil séminal droit bien disposé, mais à gauche le testicule manquait d'une manière absolue. L'épididyme *h*, le canal déférent *g* et la vésicule séminale *f* existaient. La vésicule séminale du côté anormal *f* était moins volumineuse que celle du côté opposé *b*.

M. Follin ayant injecté les canaux déférents, les canalicules qui composent les deux épididymes sont très-distincts dans ce dessin. (*Voy.* p. 24.)

a. Portion prostatique de l'urètre à la partie moyenne de laquelle on aperçoit l'utricule prostatique dont l'orifice est largement dilaté.
b. Vésicule séminale droite.
c. Canal déférent droit.
d. Épididyme droit.
e. Testicule droit.
f. Vésicule séminale gauche.
g. Canal déférent gauche.
h. Épididyme gauche.
i. Bride fibreuse unissant la tête de l'épididyme au canal déférent.

Fig. 2 et 3.

John Hunter, sur un sujet dont il pratiqua l'autopsie, constata que les deux testicules étaient à l'état normal ; mais du côté droit (fig. 2) il y avait absence d'une portion de l'épididyme et du canal déférent dans la plus grande partie du cordon spermatique. Du côté gauche (fig. 3), l'épididyme *f* manquait sur une longueur de près d'un pouce et le canal déférent *h*, *j*, commençait là où l'épididyme se termine d'ordinaire. (*Voy.* p. 84.)

a. Cordon spermatique droit.
b. Épididyme droit.
c. Testicule droit.
d. Extrémité inférieure de l'épididyme droit qui cesse en ce point.
e. Tête de l'épididyme gauche.
f. Point où l'épididyme gauche cesse brusquement.
g. Testicule gauche.
h. Commencement du canal déférent gauche.
i. Cordon spermatique gauche.
j. Canal déférent gauche.

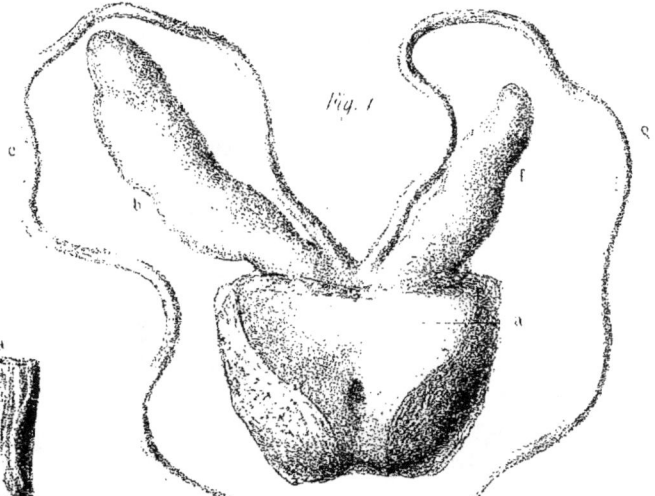

Fig. 1

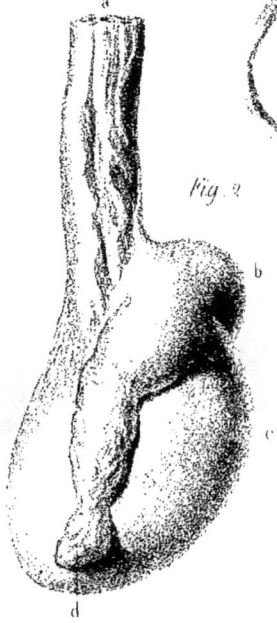

Fig. 2

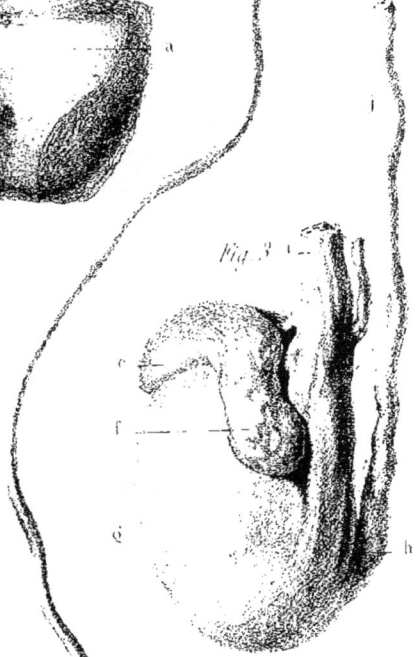

Fig. 3

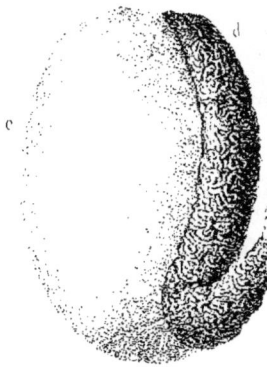

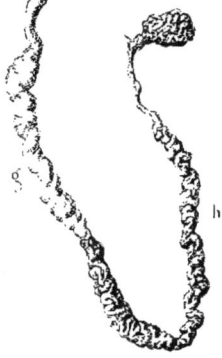

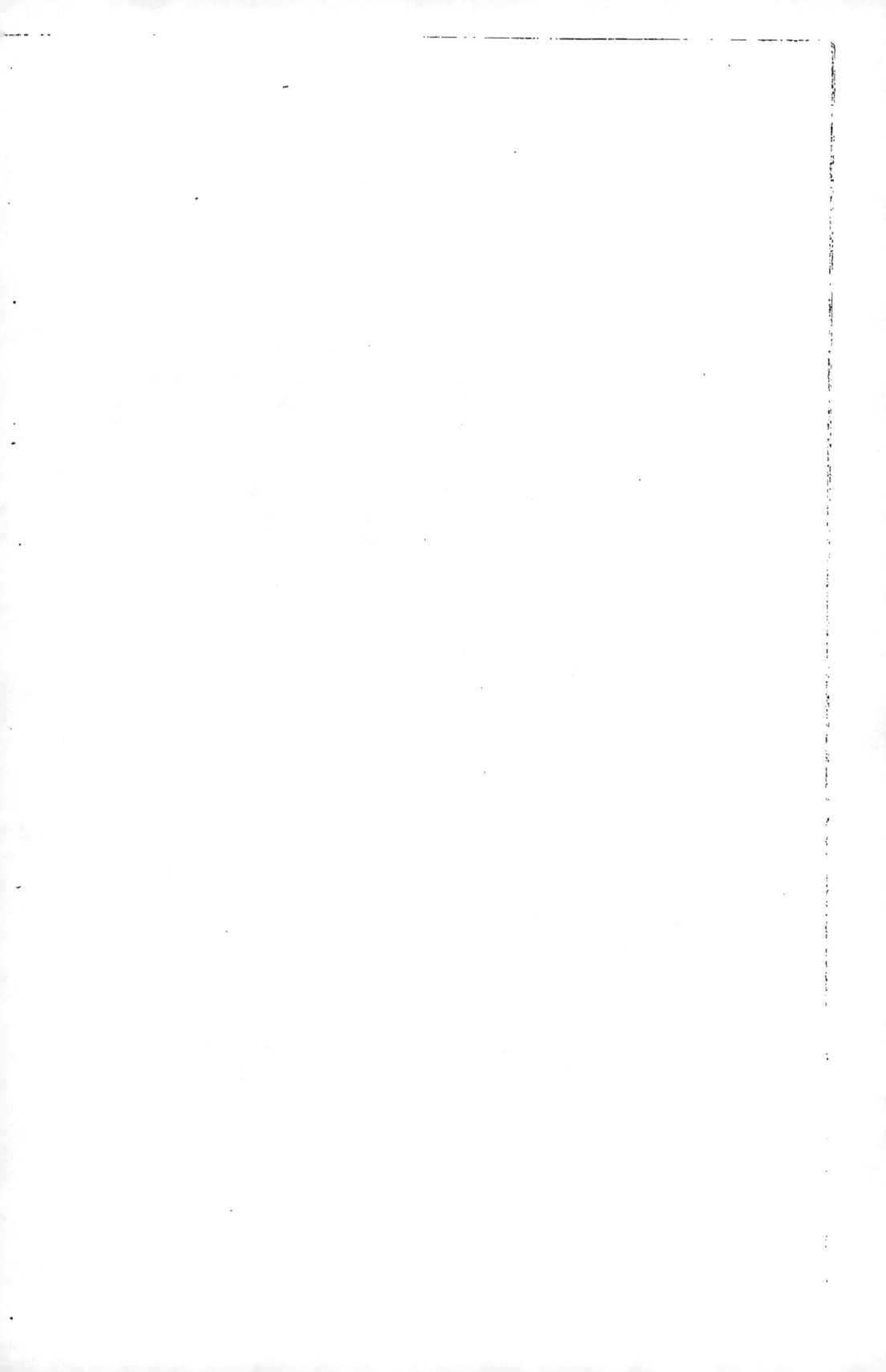

PLANCHE III

Dessin cinq fois plus grand que nature, représentant la cavité abdominale d'un fœtus de quatre mois environ, chez lequel, à droite, l'appareil testiculaire *f, g, i, j,* était complet. A gauche, cet appareil n'était représenté que par l'épididyme *p, r,* et le canal déférent *s.* Le testicule manquait. De chaque côté, on voyait parfaitement le gubernaculum testis *k, t,* s'insérant au point de jonction de l'épididyme avec le canal déférent et s'engageant dans le canal inguinal. A la partie interne de chaque épididyme on voyait une petite masse rouge, allongée, formée par des vaisseaux *h, q.* Le testicule droit et l'épididyme gauche étaient maintenus par un repli séreux enveloppant les vaisseaux spermatiques. A droite, ce repli est caché dans le dessin par le testicule; à gauche, il est indiqué par la lettre *x. (Voy. obs.,* p. 26.)

a. Intestin maintenu par une érigne.
b. Capsule surrénale droite.
c. Rein droit.
d. Uretère droit.
e. Paroi abdominale.
f. Testicule droit.
g. Tète de l'épididyme repliée en forme de crochet.
h. Corps allongé, rouge, formé par des vaisseaux.
i. Épididyme droit
j. Canal déférent droit.
k. Gubernaculum testis droit.
l. Artère ombilicale droite.
m. Capsule surrénale gauche.
n. Rein gauche.
o. Uretère gauche.
p. Tète de l'épididyme gauche repliée en forme de crochet.
q. Corps allongé, rouge, formé par des vaisseaux.
r. Épididyme gauche.
s. Canal déférent gauche.
t. Gubernaculum testis.
u. Artère ombilicale gauche.
v. Vessie tirée en avant pour permettre de voir les canaux déférents.
x. Repli péritonéal enveloppant les vaisseaux qui se rendent à l'épididyme gauche.

Pl. III.

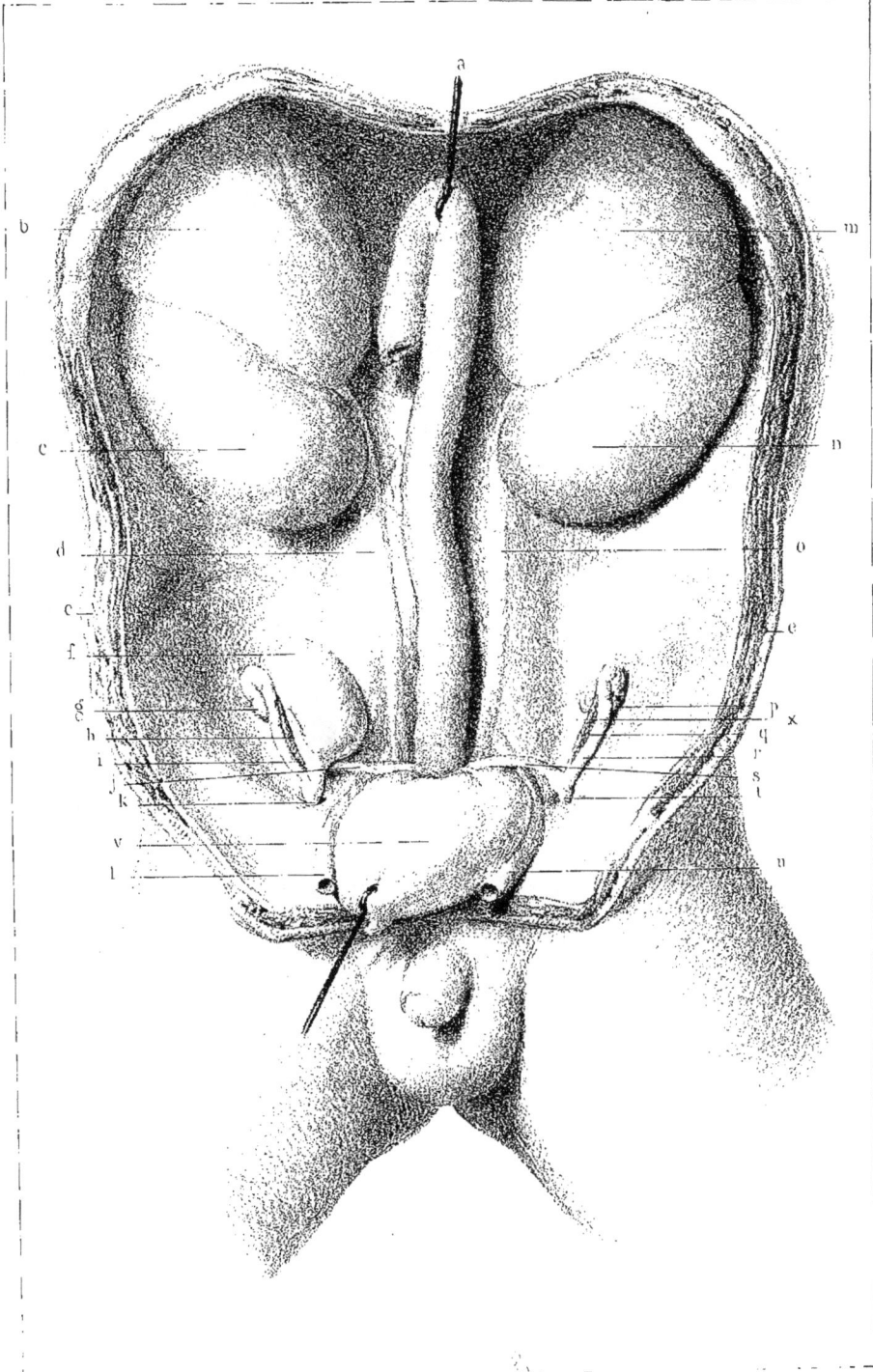

PLANCHE IV

Organes génito-urinaires du nommé Patrin. (*Voy.* obs., p. 28.) Comme on peut le voir fig. 1, chez cet homme, le rectum *a* était à droite. Entre cet organe et la vessie *c*, il y avait une tumeur volumineuse *b* formée par un rein unique dont le calice très-dilaté communiquait avec la vessie par deux uretères courts et larges.

A gauche, le testicule, l'épididyme, le canal déférent et la vésicule séminale, étaient parfaitement disposés, tandis qu'à droite l'appareil séminal était représenté seulement par un cordon appendu à l'anneau cutané du canal inguinal. Ce cordon était formé en avant par une poche vaginale *e* étranglée au niveau du canal inguinal.

Derrière la poche vaginale *e* on voyait le canal déférent *g*. Cet organe, peu volumineux dans le canal inguinal, se renflait, devenait flexueux, et cessait brusquement en arrière et un peu au-dessous du cul-de-sac séreux auquel il était intimement uni. Le canal déférent ne pouvait être suivi au delà de l'orifice abdominal du canal inguinal.

Dans la fig. 2, qui est de grandeur naturelle, ces différents détails sont mieux distincts; on voit le canal déférent *a* se terminer inférieurement par une extrémité *b* ayant le volume et l'aspect que présente d'ordinaire le canal déférent dans le point où il se continue avec l'épididyme.

Dans la fig. 3, on voit la vésicule séminale *a* et le canal déférent gauches *b*. A droite, ces organes manquent d'une manière absolue. On aperçoit de plus les poches urineuses *d*, qui remontaient derrière la prostate *e* et venaient s'ouvrir dans la portion membraneuse de l'urètre *f*.

Fig. 1 (demi-nature).

a. Rectum.
b. Rein gauche, unique, placé entre la vessie et le rectum.
c. Vessie insufflée : au-dessous de cet organe on aperçoit la prostate et les poches urineuses.
d. Entonnoir vaginal.
e. Poche vaginale placée au-devant du canal déférent.
f. Moitié droite du scrotum maintenue écartée par une érigne.
g. Canal déférent.

Fig. 2 (grandeur naturelle).

a. Canal déférent droit.
b. Extrémité inférieure du canal déférent droit.
c. Poche vaginale.
d. Entonnoir vaginal.

Fig. 3 (demi-nature).

a. Vésicule séminale gauche.
b. Canal déférent gauche.
c. Vessie.
d. Poches urineuses.
e. Prostate.
f. Portion membraneuse de l'urètre.

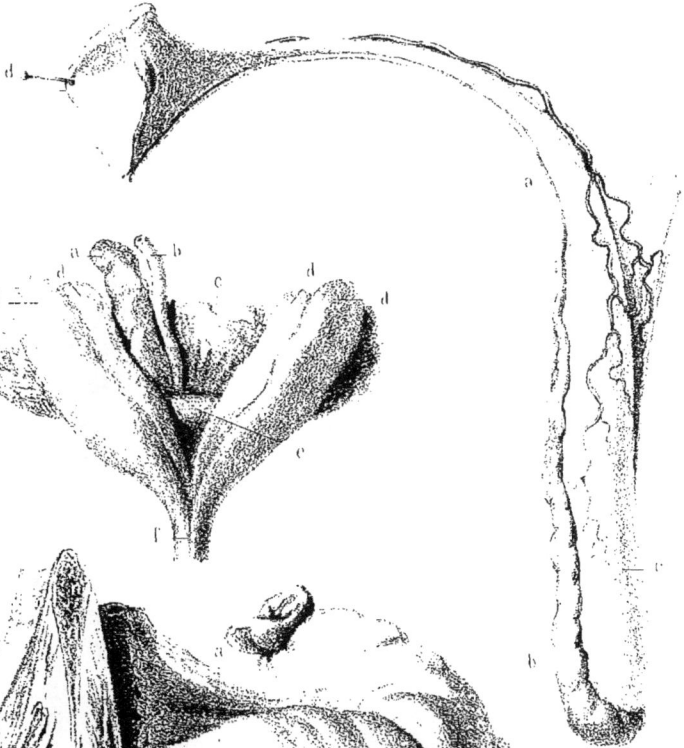

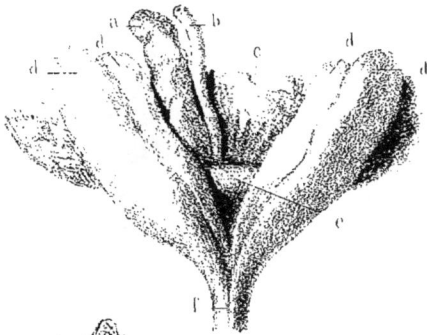

Fig. 2

Fig. 3

Fig. 1

PLANCHE V

Organes génitaux extérieurs du nommé Morillon, dont l'observation est rapportée page 54. Cet individu était privé congénialement des testicules, des épididymes et de la plus grande partie des canaux déférents. Comme on peut le voir sur cette planche, qui est de grandeur naturelle, la verge était du volume du petit doigt. Le gland ne pouvait être découvert. Les bourses n'existaient pas, mais la peau qui correspondait au scrotum était légèrement plissée. Il y avait à peine quelques poils rares et rougeâtres sur les organes génitaux extérieurs.

Pl. V

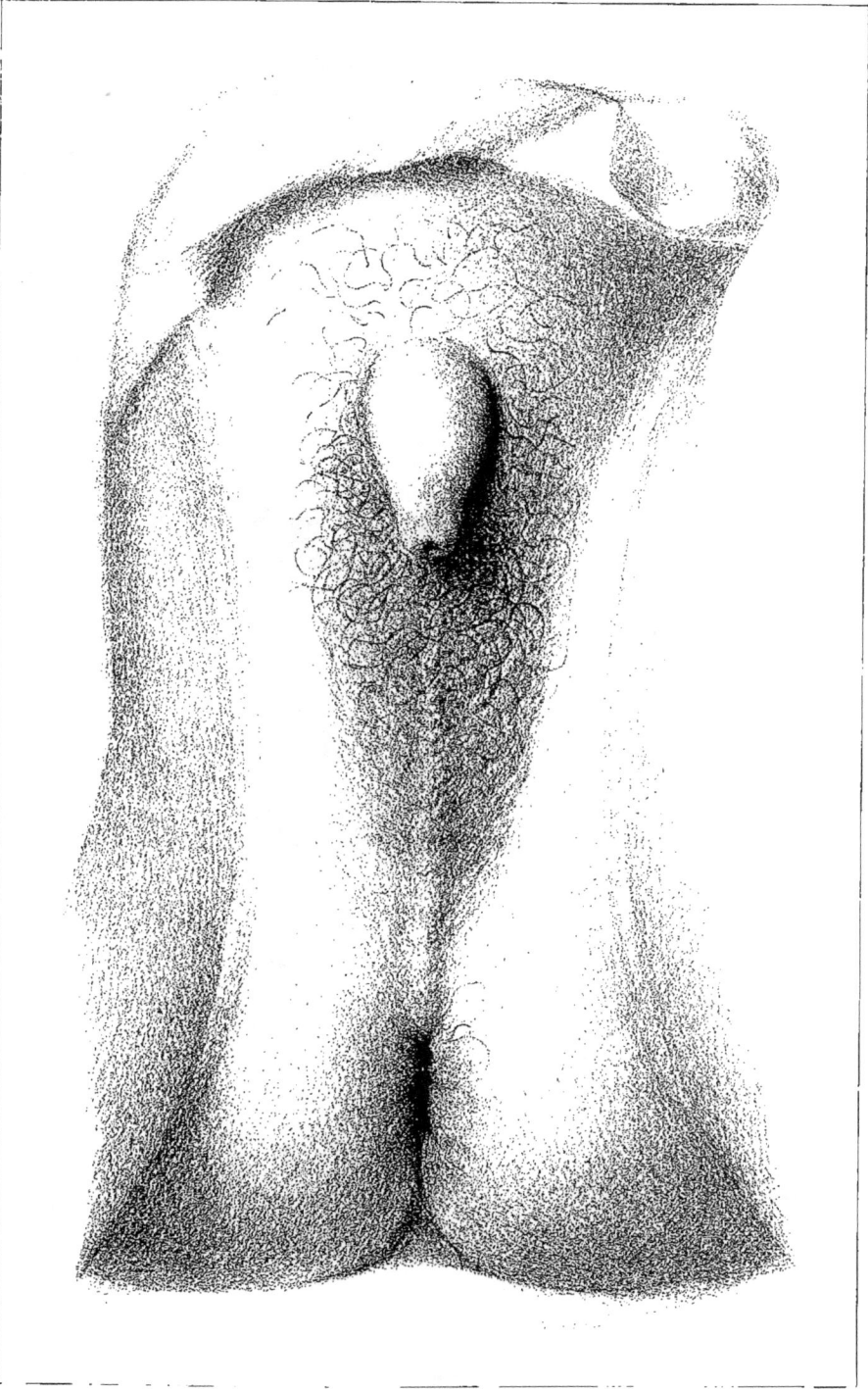

J. Géraille del. et sc.   Imp. Lemercier à Paris

PLANCHE VI

Ce dessin montre de grandeur naturelle la disposition des organes génito-urinaires profonds du nommé Morillon dont l'observation est rapportée page 54. Chez cet individu, l'appareil séminal n'était représenté des deux côtés que par les vésicules séminales très-peu développées *h, o,* et par les canaux déférents *e d c, m k i,* qui venaient se perdre sur les parois du grand bassin. Le canal déférent gauche *c* se terminait d'une manière nette. Celui de droite *i* envoyait des tractus fibreux qui adhéraient à la face profonde du péritoine. La prostate *p,* la portion membraneuse de l'urètre *q* et le bulbe *r* étaient d'un volume inférieur à celui que comportait l'âge du sujet. La vessie *j,* qui est représentée insufflée, était peu développée, bien que les reins eussent leur volume normal. Dans sa moitié droite, la vessie présentait un diverticulum indiqué par la lettre *n.*

a. Ouraque maintenu par une érigne.
b. Péritoine replié en dedans pour que l'on puisse bien voir la terminaison des canaux déférents.
c. Terminaison du canal déférent gauche.
d. Canal déférent gauche vu par transparence au-dessous du péritoine.
e. Canal déférent gauche.
f. Uretère gauche.
g. Section de l'os iliaque.
h. Vésicule séminale gauche.
i. Terminaison du canal déférent droit.
j. Vessie.
k. Canal déférent droit vu par transparence au-dessous du péritoine.
l. Uretère droit.
m. Canal déférent droit.
n. Diverticulum que la vessie présentait dans sa moitié droite.
o. Vésicule séminale droite.
p. Prostate.
q. Portion membraneuse de l'urètre.
r. Bulbe de l'urètre.

Pl. VI

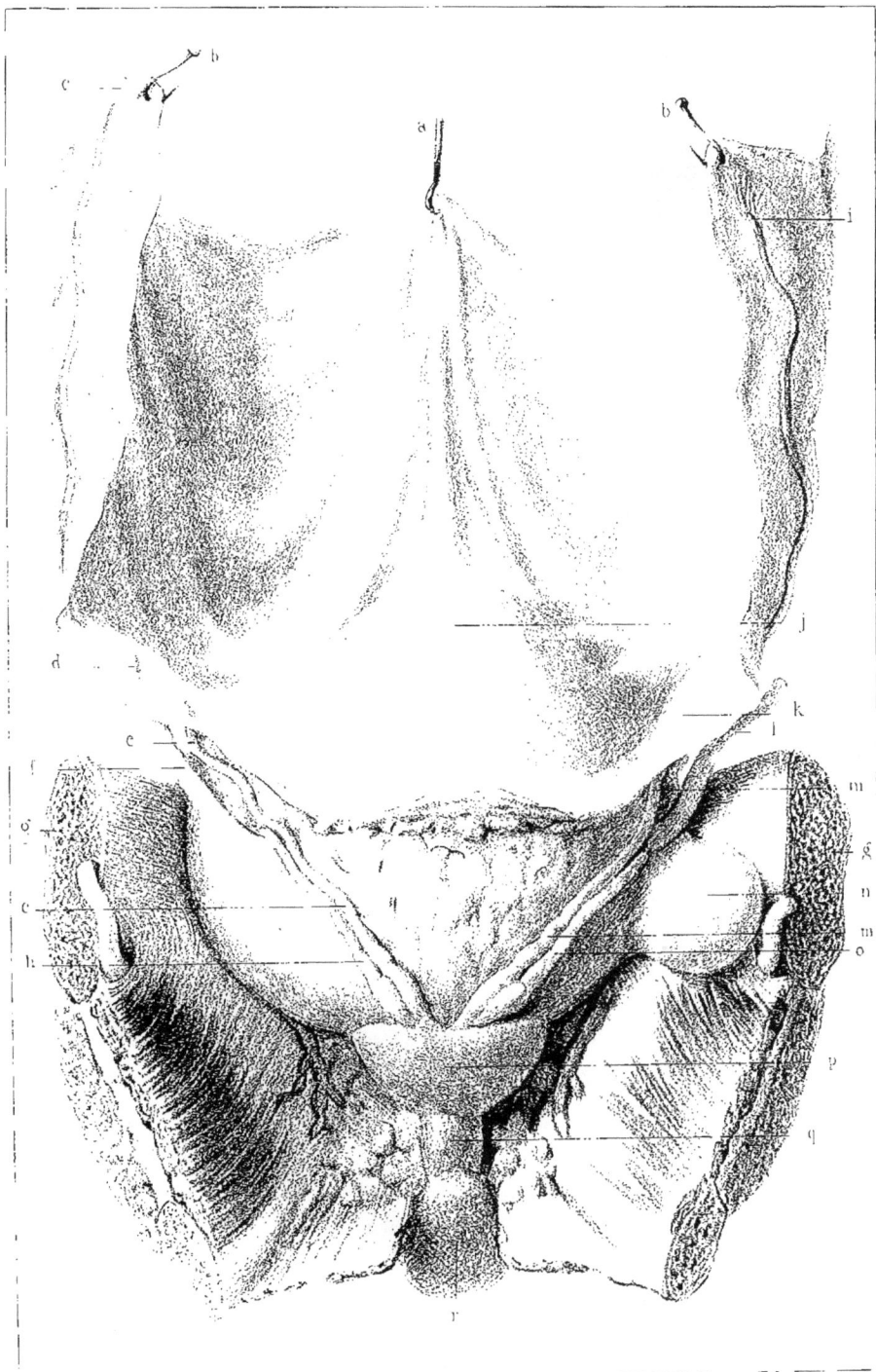

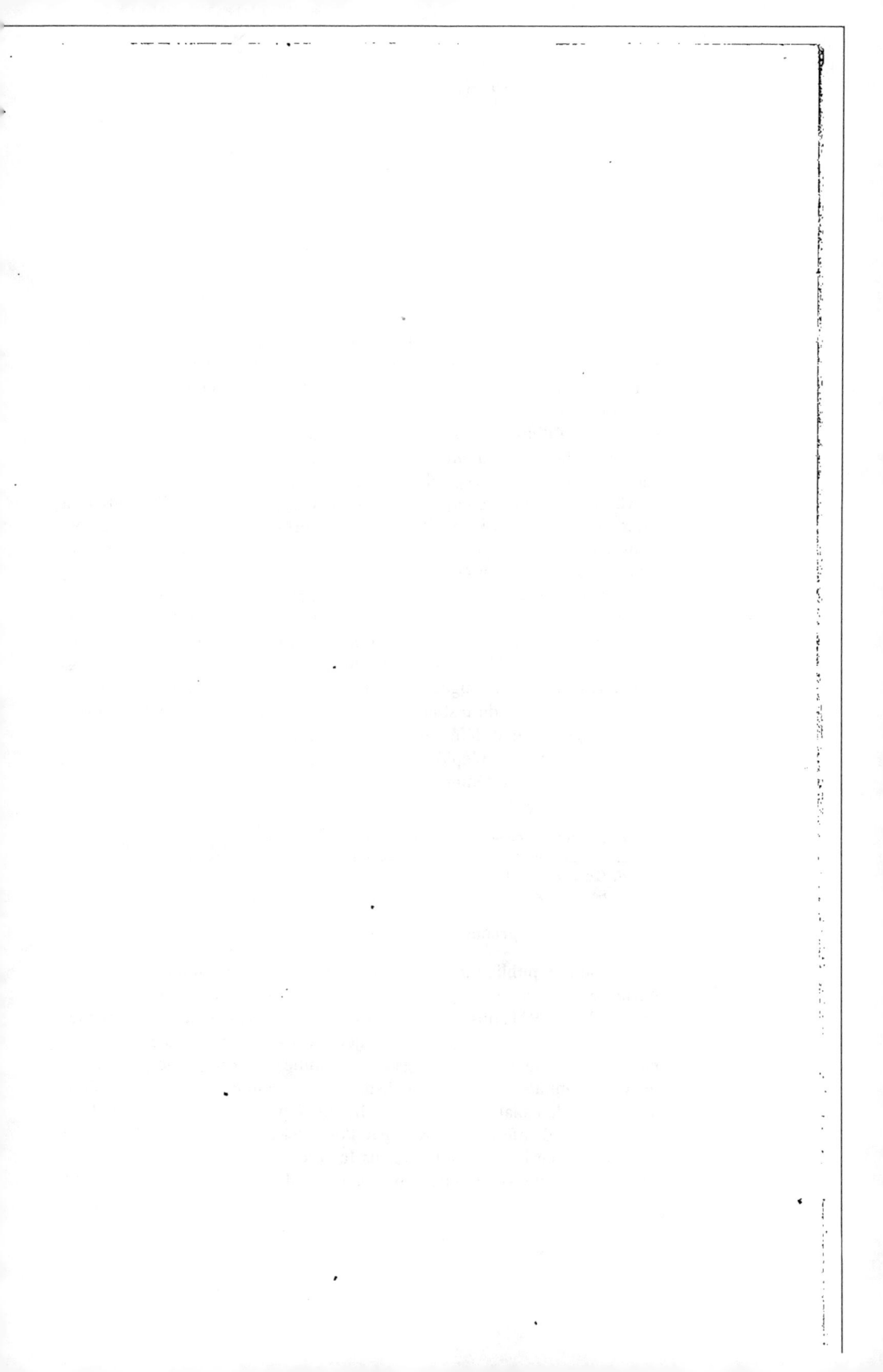

PLANCHE VII

Fɪɢ. 1 (grandeur naturelle).

Lors de la migration testiculaire, il arrive parfois que la glande séminale est arrêtée dans le canal inguinal, tandis que l'épididyme et le canal déférent sont descendus dans le scrotum. Ce vice de conformation peut simuler cette variété de l'anorchidie congéniale dans laquelle l'appareil spermatique d'un côté est représenté seulement par le canal déférent, descendu dans le scrotum et terminé par une extrémité renflée et un peu recourbée en avant. (*Voy.* pl. IV, fig. 1 et 2.)

Afin de faire bien comprendre en quoi ces deux anomalies diffèrent l'une de l'autre, je reproduis un dessin représentant un testicule arrêté dans l'aine, l'épididyme étant descendu dans le scrotum. Dans ce fait observé par M. Follin (*Voy. Archives générales de médecine,* Paris, 1851, in-8, 4ᵉ série, vol. XXVI, p. 271, obs. nᵒ 3, et musée Dupuytren, maladies des organes génito-urinaires, nᵒ 313), le testicule *a,* long de quatre centimètres, était retenu dans le canal inguinal ; l'épididyme *b, c,* avait triplé de longueur en se déroulant, il longeait le bord inférieur du testicule descendant suivant une longueur de dix centimètres, c'est-à-dire six centimètres au-dessous du testicule jusqu'à l'extrémité inférieure de la poche scrotale *c ;* le canal déférent *d* faisait suite à l'épididyme et suivait sa direction habituelle. L'épididyme a pu être injecté entièrement, ce qui a rendu très-facile la démonstration de ce fait anormal.

    a. Testicule.
    b. Épididyme longeant le bord inférieur du testicule.
    c. Épididyme descendu dans le scrotum.
    d. Canal déférent.
    e. Scrotum maintenu écarté par des érignes.

Fɪɢ. 2 (grandeur naturelle).

M. Follin a publié un autre exemple de cette disposition anatomique curieuse. (*Voy. Archives générales de médecine,* Paris, 1851, in-8, 4ᵉ série, vol. XXVI, p. 271, obs. nᵒ 2, et musée Dupuytren, maladies des organes génito-urinaires, nᵒ 315.) Chez le sujet sur lequel cette pièce a été recueillie, à droite, et non pas à gauche, comme on l'a imprimé par erreur, les voies génitales étaient bien disposées. A gauche, le testicule *a* était arrêté dans le canal inguinal. L'épididyme *b* partant de cet organe longeait son bord inférieur, sortait par l'orifice extérieur du canal inguinal et venait se dérouler au dehors dans le scrotum sur une longueur de six centimètres, puis se continuait avec le canal déférent *c.* Celui-ci rentrant

[*Planche VII. — Suite.*]

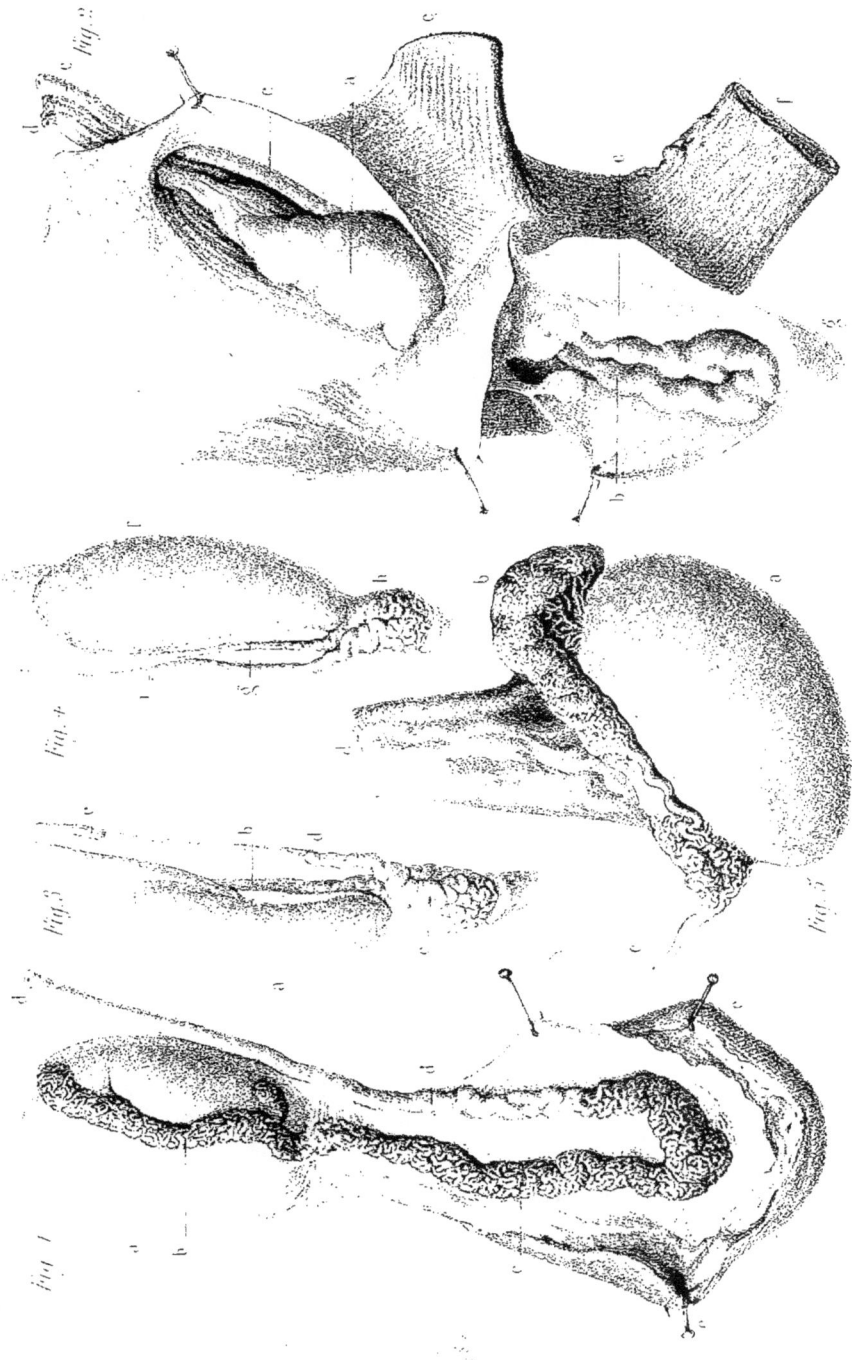

Pl VII.

dans l'abdomen passait d'abord derrière le testicule, puis suivait la partie postérieure du cordon *d*.

    a. Testicule gauche.
    b. Épididyme descendu dans le scrotum.
    c. Canal déférent.
    d. Cordon spermatique.
    e. Branche horizontale du pubis.
    f. Branche ascendante de l'ischion.
    g. Extrémité inférieure de la poche contenant l'épididyme descendu.

Fig. 3 et 4 (grandeur naturelle).

Glandes séminales d'un lapin auquel j'ai excisé la portion scrotale du canal déférent droit.

Du côté opéré (fig. 3), le testicule a continué de sécréter du sperme, et ce liquide s'est accumulé dans l'épididyme et dans le canal déférent au-dessous du point coupé. L'épididyme droit (fig. 3 *b*) est deux fois plus gros que l'épididyme gauche (fig. 4 *g*). De même, les circonvolutions de la queue de l'épididyme et du commencement du canal déférent (fig. 3 *c*) ont un diamètre double de ces parties du côté gauche. Ces deux figures font bien comprendre que l'absence du canal déférent a pour résultat d'amener l'accumulation de la semence au-dessous du point excisé. (*Voy.* p. 101.)

    a. Testicule droit.
    b. Épididyme droit distendu par la semence.
    c. Circonvolutions du commencement du canal déférent distendu par la semence.
    d. Extrémité coupée du canal déférent droit.
    e. Canal déférent droit au-dessus du point coupé.
    f. Testicule gauche.
    g. Épididyme gauche.
    h. Circonvolutions du commencement du canal déférent gauche.
    i. Canal déférent gauche.

Fig. 5.

En 1847, M. Gosselin, disséquant le cadavre d'un homme de 20 à 25 ans, constata que le testicule droit *a* était normal, l'épididyme *b* était formé par des canalicules dilatés contenant une grande quantité de spermatozoïdes. Le canal déférent *c* cessait à peu de distance de l'épididyme en s'effilant. Du même côté, la vésicule séminale existait, ainsi qu'une partie du canal déférent. (*Voy.* p. 81.)

    a. Testicule droit.
    b. Épididyme dont les canalicules sont distendus par la semence.
    c. Canal déférent qui se termine en s'effilant.
    d. Cordon spermatique droit.

PLANCHE VIII

Les figures qui composent cette planche sont destinées à bien faire comprendre la disposition des voies séminales chez les hommes dont les testicules sont arrêtés dans l'abdomen, et dont les épididymes et les canaux déférents sont descendus un peu au-dessous de l'orifice cutané du canal inguinal; disposition anatomique pouvant être confondue avec l'anorchidie congéniale double. Dans cette planche, j'ai fait représenter les voies séminales du nommé Filleul. (*Voy.* Obs., p. 58, note 1.) Chez cet individu, les testicules (fig. 1, *g*, *q*) étaient libres dans l'abdomen et maintenus seulement par un repli péritonéal, enveloppant les vaisseaux spermatiques (fig. 1, *e*, *o*). Les épididymes (fig. 1, *f*, *p*) s'engageaient dans l'orifice abdominal du canal inguinal (fig. 1, *d*, *m*), le traversaient et venaient former une anse (fig. 3, *a b*, *f g*) derrière la séreuse vaginale, puis, devenus canaux déférents, ils rentraient dans l'abdomen (fig. 1, *n*, *h*) et venaient (fig. 1, *j*, *r*) se terminer au côté interne des vésicules séminales (fig. 1, *k*, *s*).

Fig. 1 (demi-nature).

a. Ouraque.
b. Artère ombilicale gauche.
c. Artère ombilicale droite.
d. Orifice abdominal du canal inguinal gauche.
e. Repli péritonéal enveloppant les vaisseaux spermatiques gauches.
f. Épididyme gauche.
g. Testicule gauche.
h. Canal déférent gauche vu par transparence au-dessous du péritoine.
i. Péritoine.
j. Extrémité du canal déférent gauche.
k. Vésicule séminale gauche coupée par mégarde en enlevant la pièce.
l. Vessie.
m. Orifice abdominal du canal inguinal droit.
n. Canal déférent droit rentrant dans l'abdomen.
o. Repli péritonéal enveloppant les vaisseaux spermatiques droits.
p. Épididyme droit se dirigeant vers l'orifice abdominal du canal inguinal.
q. Testicule droit.
r. Canal déférent droit.
s. Vésicule séminale droite.
t. Prostate.
u. Section de l'os iliaque.

[*Planche VIII. — Suite.*

Pl. VIII.

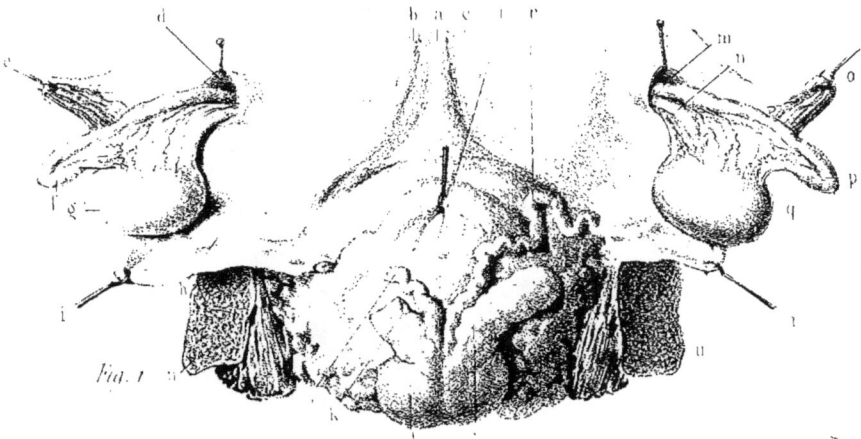

Fig. 1

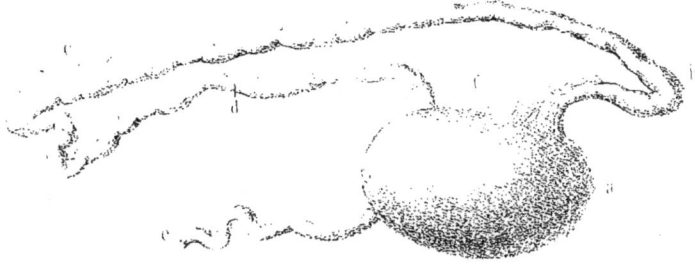

Fig. 2

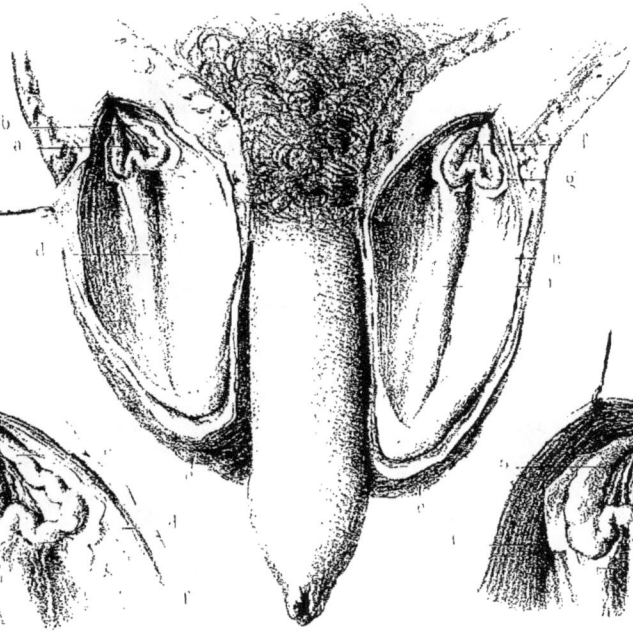

Fig. 3

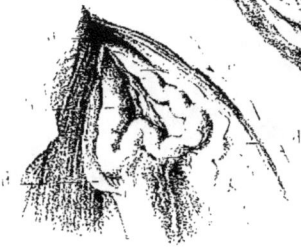

Fig. 4

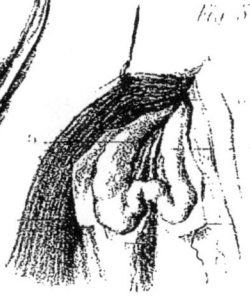

Fig. 5

Fig. 2 (grandeur naturelle).

Elle est destinée à bien faire comprendre la disposition que le testicule, l'épididyme et le canal déférent présentaient du côté droit.

  a. Testicule.
  b, c. Épididyme se dirigeant vers l'orifice cutané du canal inguinal.
  d. Canal déférent rentrant dans l'abdomen.
  e. Canal déférent se dirigeant vers la vésicule séminale.
  f. Débris du repli séreux qui unissait le testicule à l'épididyme.

Fig. 3.

Organes génitaux extérieurs (demi-nature).

  a. Épididyme droit sortant au-dessous de l'orifice cutané du canal inguinal.
  b. Canal déférent droit rentrant dans l'abdomen.
  c. Sac herniaire maintenu écarté par une érigne.
  d. Saillie formée à la partie postérieure du sac herniaire par la portion scrotale du gubernaculum testis.
  e. Scrotum.
  f. Épididyme gauche sortant au-dessous de l'anneau cutané du canal inguinal.
  g. Canal déférent gauche rentrant dans l'abdomen.
  h. Sac herniaire gauche.
  i. Saillie formée à la partie postérieure du sac herniaire par la portion scrotale du gubernaculum testis.

Fig. 4 et 5.

Elles représentent, de grandeur naturelle, l'anse formée de chaque côté au-dessous de l'orifice cutané du canal inguinal par l'épididyme et le canal déférent, disposition anatomique représentée demi-nature dans la fig. 3, qui montre l'ensemble des organes génitaux extérieurs.

  a. Orifice cutané du canal inguinal.
  b. Épididyme sortant du canal inguinal.
  c. Canal déférent rentrant dans le canal inguinal.
  d. Séreuse vaginale disséquée, afin que l'on puisse voir l'anse formée par l'épididyme et le canal déférent placés au-dessous de cette membrane.
  e. Saillie formée à la partie postérieure du sac herniaire par le gubernaculum testis.
  f. Sac herniaire.

PLANCHE IX

Elle représente de grandeur naturelle la disposition anormale des organes génito-urinaires du nommé Thiv. (*Voy.* Obs., p. 79.) Cet individu avait les organes génitaux extérieurs d'une femme (*Voy.* fig. 3), car il avait une sorte de gros clitoris ou de verge, et une vulve présentant à sa partie moyenne un méat urinaire qui conduisait dans un canal urétro-vaginal. Celui-ci se divisait bientôt en un conduit allant dans la vessie et en un vagin qui supérieurement se continuait avec une matrice.

Chez cet homme, à droite, il n'y avait ni testicule ni l'ovaire; mais à gauche on voyait, au-dessus de l'orifice abdominal du canal inguinal, un testicule libre, se continuant avec un pédicule qui s'engageait dans le canal inguinal et venait former la partie postérieure d'un cordon appendu à l'orifice cutané du canal inguinal. (*Voy.* fig. 1, *c*, *d*.) Ce cordon était composé en avant par la séreuse vaginale (fig. 1, *c*) et en arrière par l'épididyme (fig. 1, *d*). Ce cordon contenu dans la grande lèvre gauche recevait à son extrémité inférieure l'insertion du gubernaculum testis (fig. 1, *e*).

La partie postérieure du cordon était formée par l'épididyme que j'ai pu disséquer complétement. Comme on peut le voir (fig. 2), le testicule *a* envoyait des vaisseaux efférents *c*, qui formaient des cônes dont la réunion constituait l'épididyme *d*. Cet organe fortement distendu par un liquide blanc, épais, dépourvu de spermatozoaires, se terminait en formant le canal déférent *f* qui se terminait en cul-de-sac.

Le sujet de cette observation avait une hernie inguinale dont on voit le sac disséqué et insufflé (fig. 1, *b*).

Fig. 1.

Région inguinale et grande lèvre gauche disséquées.

a. Tégument.
b. Sac herniaire insufflé.
c. Tunique vaginale insufflée.
d. Épididyme.
e. Gubernaculum testis venant s'insérer sur le côté gauche de la racine de la verge.

Fig. 2.

Testicule gauche *a*, pédicule du testicule *b* et épididyme *d c*, disposés

[*Planche IX. — Suite*]

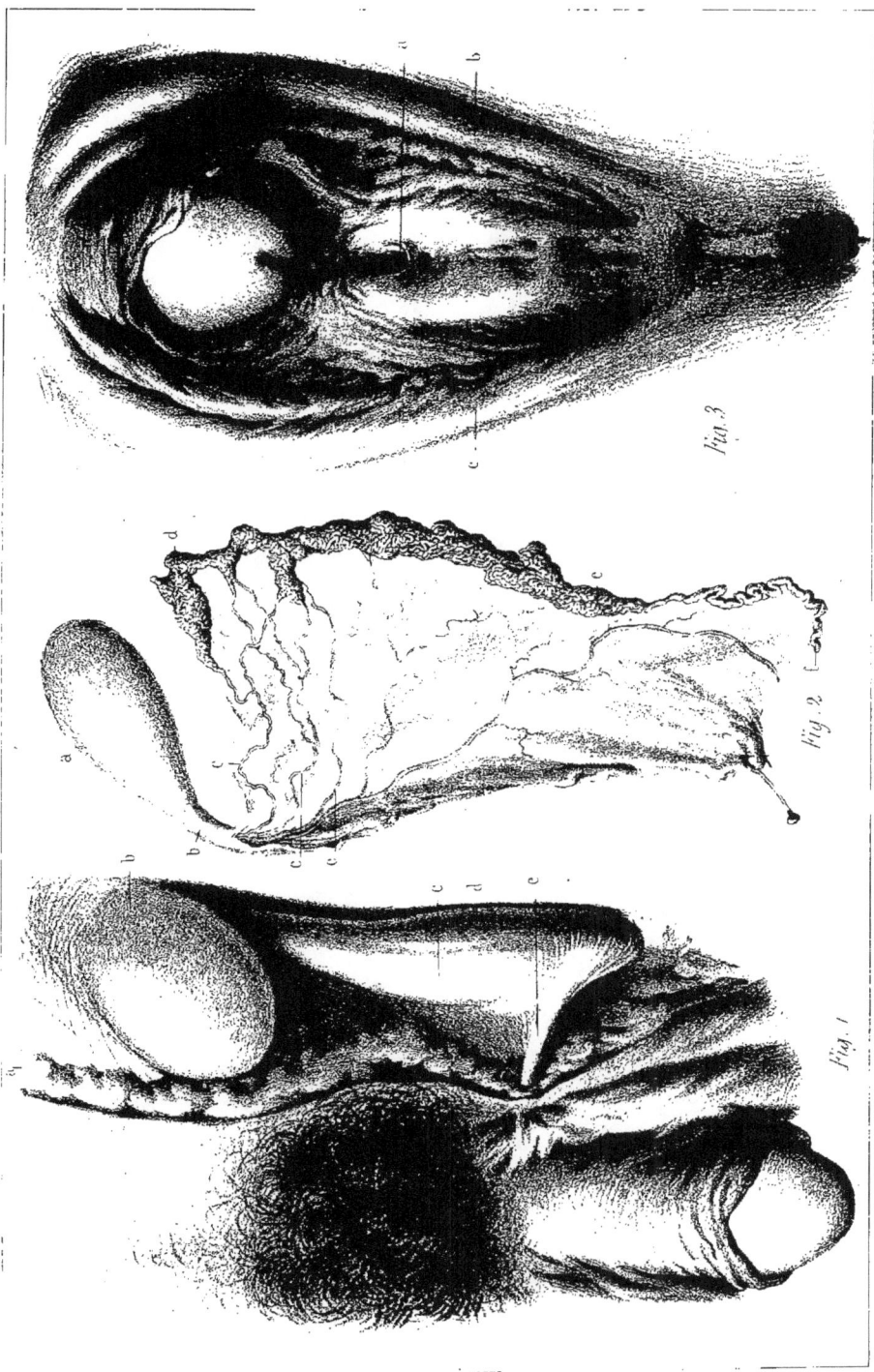

PL. IX.

Fig. 3

Fig. 2

Fig. 1

de manière à bien faire comprendre le trajet des vaisseaux efférents venant former les cônes épididymaires.

Les canalicules de l'épididyme *d, e,* et le canal déférent *f* étaient distendus par de la semence : aussi ces parties semblaient injectées.

a. Testicule gauche.
b. Pédicule du testicule contenant les vaisseaux efférents.
c. Canalicules partant du testicule et allant former les cônes épididymaires.
d. Tête de l'épididyme.
e. Queue de l'épididyme.
f. Canal déférent terminé en cul-de-sac.

Fɪɢ. 3.

La verge représentée pendante (fig. 1) est ici tirée en dedans pour que l'on puisse voir le méat urinaire *a.* Autour du gland imperforé on aperçoit le prépuce se continuant en bas avec les petites lèvres ; celles-ci limitent en dehors la vulve.

a. Méat urinaire.
b. Grande lèvre droite.
c. Grande lèvre gauche plus volumineuse, surtout à la partie supérieure, car elle renferme le cordon formé par l'épididyme descendu.

PLANCHE X

Fig. 1 (grandeur naturèlle).

Portion intra-pelvienne des organes génito-urinaires du nommé Thiv., dont les organes génitaux extérieurs sont représentés dans la planche précédente. (*Voy.* Obs., p. 79.)

a. Ouraque.

b. Artère ombilicale gauche.

c. Artère ombilicale droite très-écartée de l'ouraque.

d. Artère épigastrique gauche.

e. Testicule gauche libre dans l'abdomen et maintenu seulement par son pédicule.

f. Pédicule partant du testicule et contenant les vaisseaux efférents qui vont former les cônes épididymaires représentés planche IX, figure 2.

g. Orifice abdominal du sac herniaire limité en dedans par le bord externe du muscle droit et en dehors par l'artère épigastrique, le pédicule partant du testicule et l'entonnoir vaginal.

h. Péritoine maintenu écarté par une érigne.

i. Trompe gauche.

j. Utérus vu par sa face postérieure.

k. Artère épigastrique droite.

l. Péritoine.

m. Ligament continu avec la trompe droite et s'engageant dans l'orifice abdominal du canal inguinal.

n. Vessie.

o. Trompe droite maintenue par une érigne.

p. Entonnoir vaginal gauche largement dilaté, limité en dehors par le ligament continu avec la trompe gauche, en dedans par le sac herniaire, en haut par le pédicule partant du testicule.

q. Fossette inguinale externe droite.

r. Muscle droit.

Fig. 2 (grandeur naturelle).

Appareil séminal droit du nommé Harel. (*Voy.* p. 43, note 1.) Cet homme avait l'appareil spermatique gauche bien disposé; mais, à droite, le canal déférent et l'épididyme étaient un peu plus petits que d'ordinaire. Quant au testicule, il avait le volume d'un gros pois. Cet organe avait subi un arrêt de développement datant du moment de la naissance.

[*Planche* X. — *Suite.*]

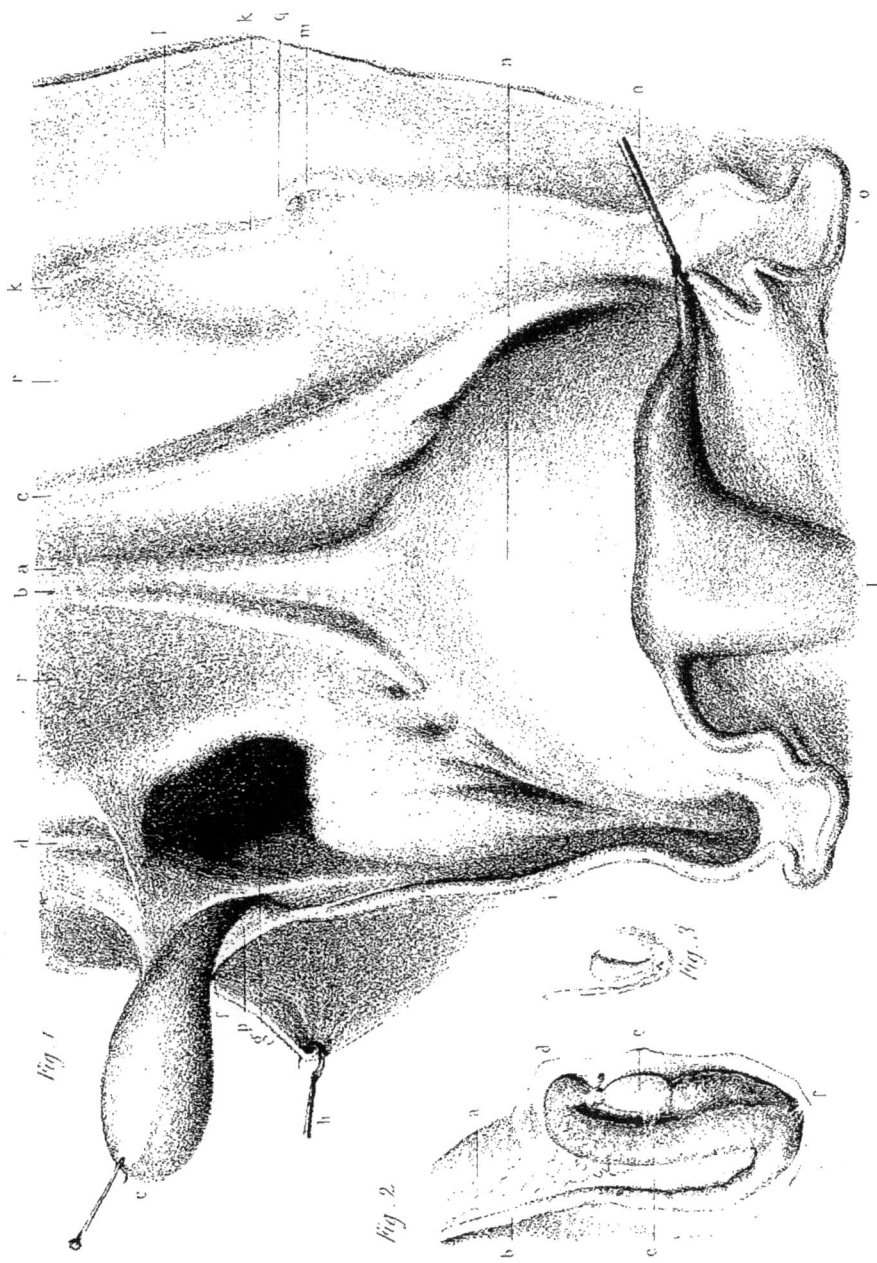

Pl. X

Fig. 1.

Fig. 2.

Fig. 3.

PLANCHE X. (Suite).

Harel avait de plus la moitié droite du corps incomparablement moins développée que la moitié gauche.

a. Cordon spermatique droit.
b. Canal déférent droit.
c. Épididyme droit.
d. Tunique vaginale maintenue écartée.
e. Testicule droit.
f. Point d'attache du faisceau scrotal du gubernaculum testis.

FIG. 3 (grandeur naturelle).

Testicule d'un nouveau-né, représenté ici comme point de comparaison avec le testicule du nommé Harel.

PLANCHE XI

Organes génitaux d'un homme disséqué par Gérard Vroliq. Chez cet homme l'appareil séminal du côté droit était complet. A gauche, le testicule, l'épididyme et le commencement du canal déférent étaient bien disposés; mais la portion inguinale et la portion abdominale du canal déférent ainsi que la vésicule séminale manquaient d'une manière absolue. (*Voy.* p. 78.)

Fig. 1.

a. Testicule gauche.
b. Queue de l'épididyme.
c. Canal déférent terminé en cul-de-sac.
d. Cordon spermatique gauche.

Fig. 2.

a. Vessie vue par sa face postérieure.
b. Uretère gauche.
c. Uretère droit.
d. Canal déférent droit.
e. Petit corps ayant la forme d'un *S* italique et ne communiquant ni avec la vésicule séminale ni avec le canal déférent.
f. Vésicule séminale droite.
g. Prostate.

Fig. 3.

a. Face interne de la vessie.
b. Uretère droit.
c. Uretère gauche.
d. Orifice vésical de l'uretère gauche.
e. Petit corps ayant la forme d'un *S* italique.
f. Canal déférent droit.
g. Vésicule séminale droite.
h. Orifice du canal éjaculateur droit.
i. Prostate.

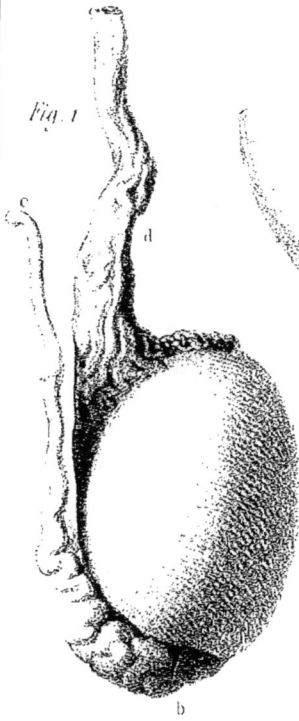

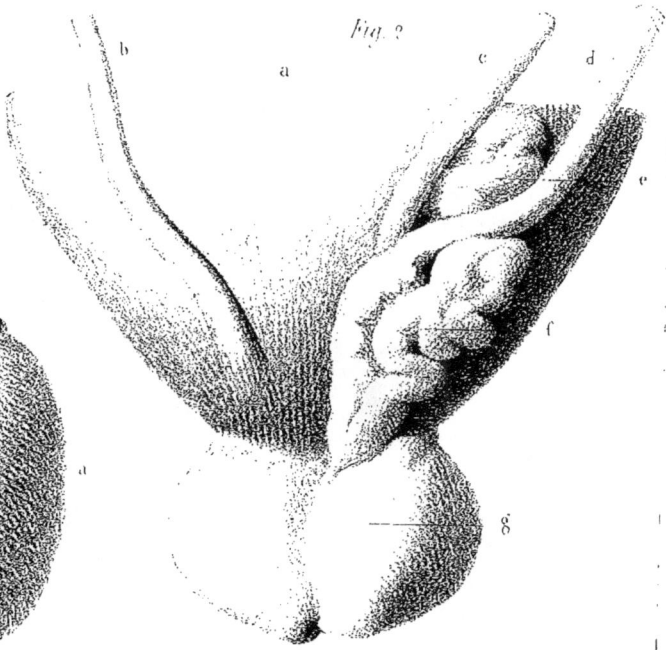

Fig. 1

Fig. 2

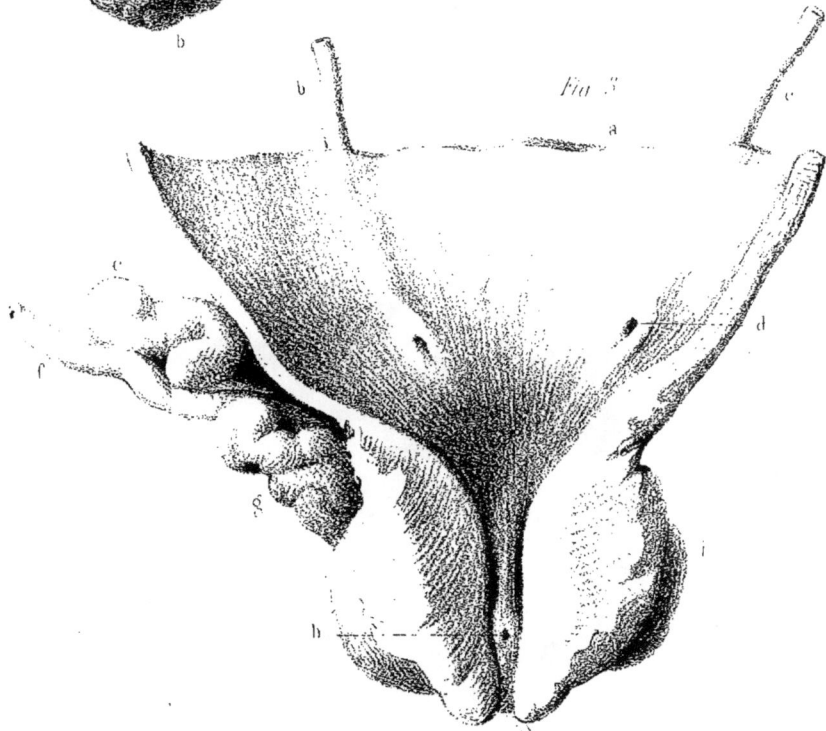

Fig. 3

PLANCHE XII

Les figures 1, 2, 3 et 4 représentent de grandeur naturelle l'appareil séminal du nommé Pellard (*Voy*. Observation, p. 87), chez lequel à droite les organes génito-urinaires étaient bien disposés. A gauche, le rein, l'uretère, la plus grande partie de l'épididyme, la totalité du canal déférent et la vésicule séminale faisaient défaut. Le lobe gauche de la prostate avait subi un arrêt de développement.

Fig. 1.

a. Vessie vue par sa face postérieure.
b. Uretère droit.
c. Canal déférent droit.
d. Vésicule séminale droite.
e. Lobe gauche de la prostate arrêté dans son développement.
f. Lobe droit de la prostate.
g. Portion membraneuse de l'urètre.

Fig. 2.

a. Section du lobe gauche de la prostate.
b. Section du lobe droit de la prostate.
c. Orifice de l'utricule prostatique dans lequel le canal éjaculateur droit venait s'ouvrir.

Fig. 3.

a. Testicule gauche.
b. Tête de l'épididyme gauche. Le corps et la queue de cet organe font défaut d'une manière absolue.
c. Cordon spermatique gauche.

Fig. 4.

a. Testicule droit.
b. Épididyme droit.
c. Canal déférent droit.
d. Cordon spermatique droit.

Fig. 5 et 6.

Testicules d'un lapin auquel j'ai enlevé, avec M. Martin-Magron, une portion des deux canaux déférents. Les glandes séminales ont continué de sécréter des animalcules. Les épididymes et les canaux déférents au-dessous du point coupé sont distendus par de la semence renfermant des animalcules. (*Voy*. p. 100.)

[*Planche XII.* — *Suite.*]

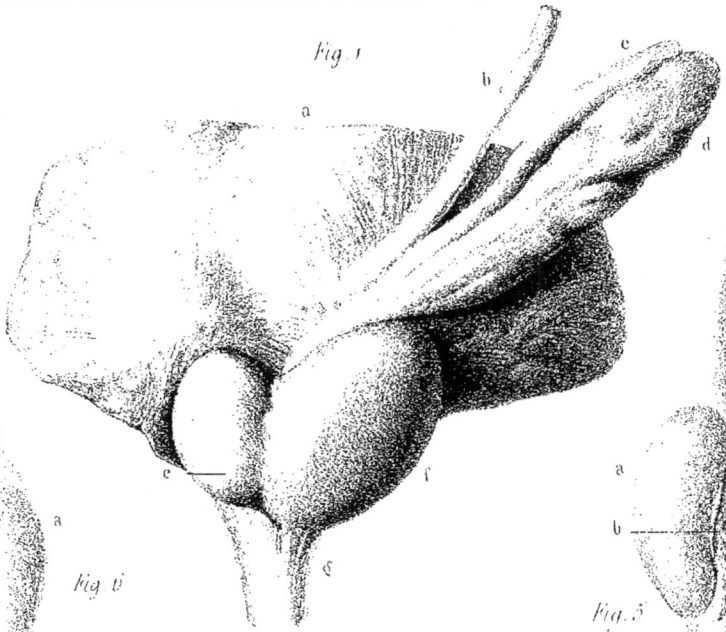

Fig. 1

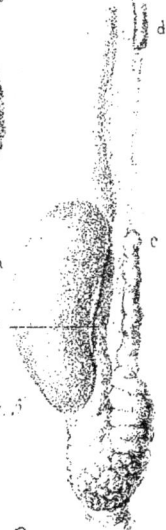

Fig. 5

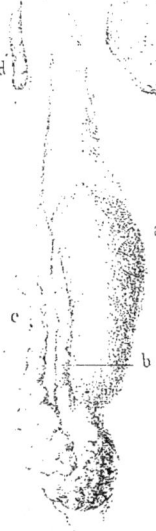

Fig. 6

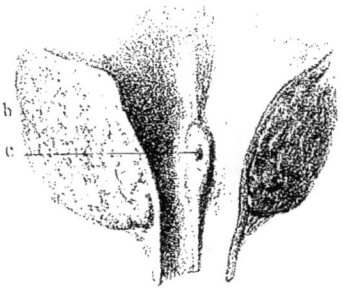

Fig. 2

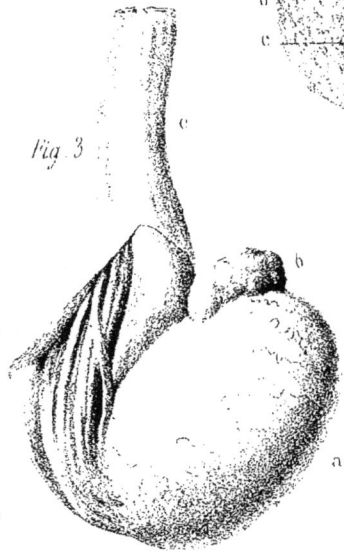

Fig. 3

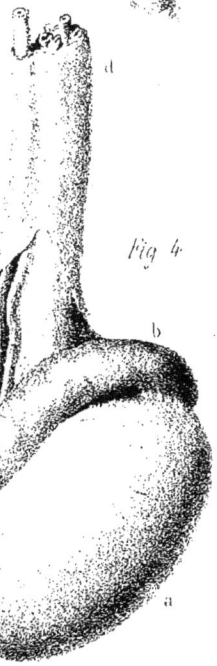

Fig. 4

PLANCHE XII (Suite).

Fig. 5.

a. Testicule droit.
b. Épididyme droit distendu par la semence.
c. Canal déférent coupé.
d. Canal déférent au-dessus de la section.

Fig. 6.

a. Testicule gauche.
b. Épididyme gauche distendu par la semence.
c. Canal déférent gauche au niveau du point excisé.
d. Canal déférent au-dessus de la section.

9

PLANCHE XIII

Fɪɢ. 1 (grandeur naturelle).

Voies séminales d'un porc dont les deux testicules étaient restés dans l'abdomen. A gauche, le testicule *c* était un peu plus petit que d'ordinaire, l'épididyme *d, d'*, se continuait avec le canal déférent *f*; celui-ci, en s'approchant de l'urètre, devenait de plus en plus ténu, tellement qu'à sa terminaison *g* il était filiforme. A la partie interne du canal déférent *f*, *g*, on voyait un corps allongé terminé en cul-de-sac *h, e*, qui était, soit un utricule prostatique très-développé, soit une sorte de corne utérine.

A droite, le testicule *i* était arrêté dans son développement. L'épididyme et une partie du canal déférent manquaient d'une manière absolue. (*Voy.* p. 90, note 1.)

a. Col de la vessie.
b. Glandes venant s'ouvrir dans l'urètre.
c. Testicule gauche.
d. Tête de l'épididyme gauche.
d'. Queue de l'épididyme gauche.
e. Cul-de-sac de la poche dont je n'ai pu découvrir la nature.
f. Canal déférent gauche.
g. Terminaison du canal déférent gauche.
h. Terminaison de la poche que je crois être, soit un utricule prostatique, soit une corne utérine.
i. Testicule droit arrêté dans son développement.
j. Commencement du canal déférent droit.
k. Terminaison du canal déférent droit.
l. Urètre.
m. Prostate.

Fɪɢ. 2 (grandeur naturelle).

Portion prostatique de l'urètre chez le même animal.

a. Col de la vessie.
b. Orifice urétral de l'utricule prostatique ou de la corne utérine.
c. Urètre.

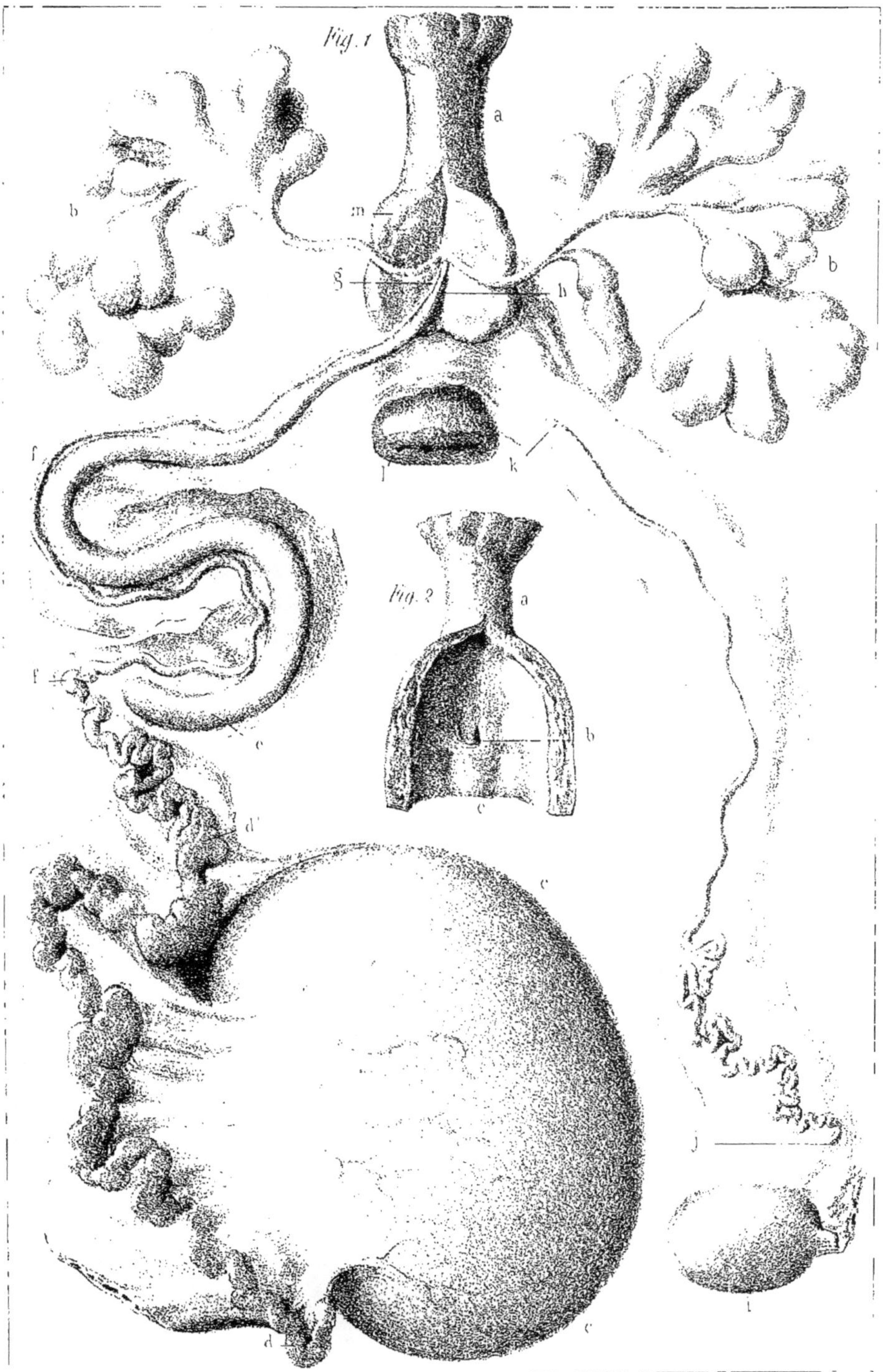
Fig. 1
a
b
m
g
h
b
f
l'
k
Fig. 2
a
b
c
f
e
d'
c
d
c
i
j

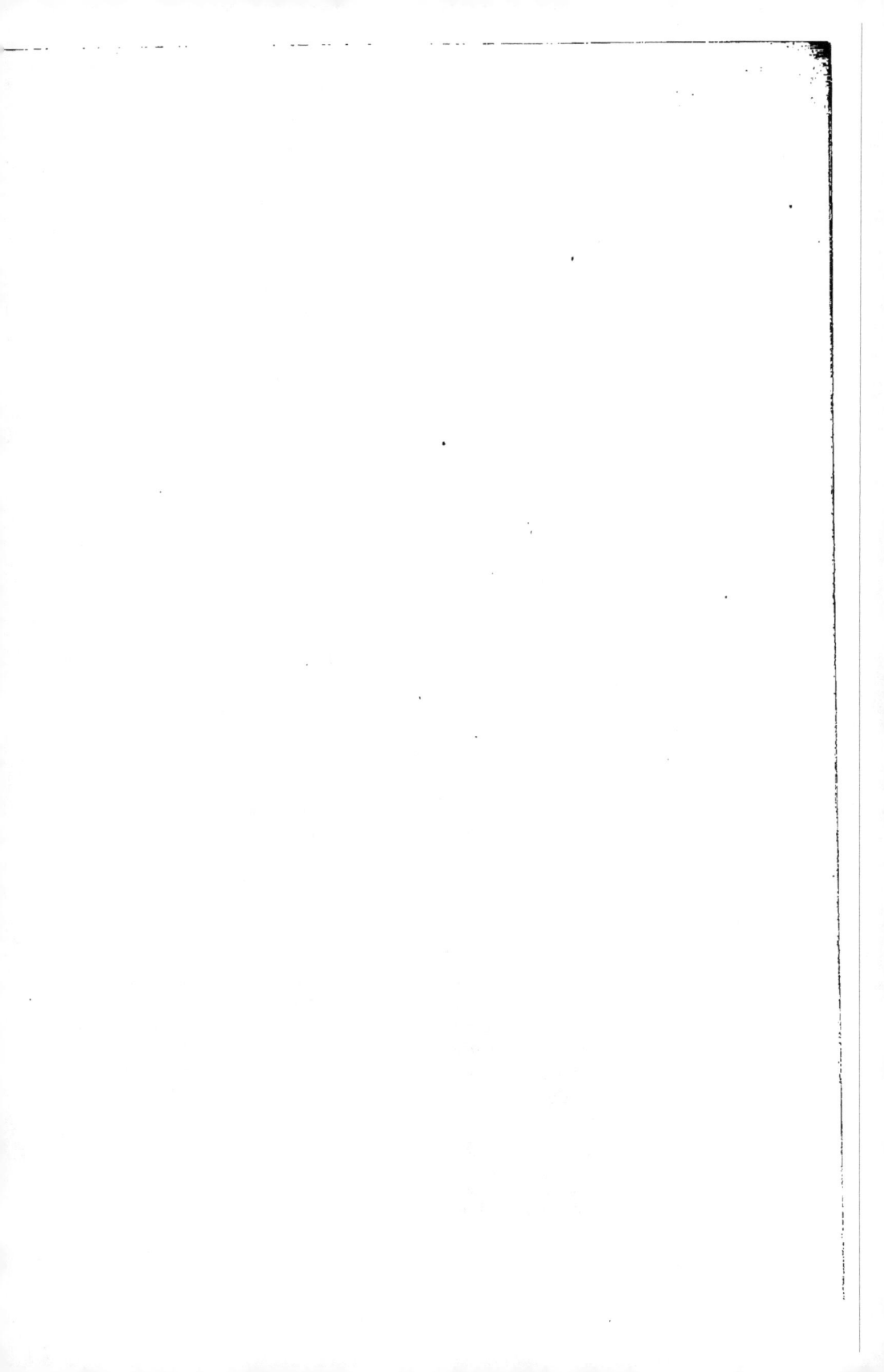

PLANCHE XIV

Fɪɢ. 1 (grandeur naturelle).

Vésicule séminale gauche *c.* grosse comme un pois et probablement atrophiée à la suite de la castration. (*Voy.* p. 92.)

   a. Vessie.
   b. Canal déférent gauche.
   c. Vésicule séminale gauche.
   d. Prostate.
   e. Portion membraneuse de l'urètre.
   f. Bulbe de l'urètre.
   g. Canal déférent droit.
   h. Vésicule séminale droite.
   i. Uretère gauche.
   j. Uretère droit.

Fɪɢ. 2 (grandeur naturelle).

Vésicule séminale gauche ayant probablement subi un arrêt de développement. (*Voy.* p. 92.)

   a. Canal déférent gauche.
   b. Canal déférent droit.
   c. Vessie.
   d. Vésicule séminale gauche.
   e. Vésicule séminale droite.
   f. Prostate.
   g. Portion membraneuse de l'urètre.
   h. Glande de Cowper gauche.
   i. Glande de Cowper droite.
   j. Bulbe de l'urètre.
   k. Uretère gauche.

Fɪɢ. 3 (grandeur naturelle).

Elle représente un cas d'absence des deux vésicules séminales. Dans ce fait, que M. Béraud a bien voulu me communiquer, le canal déférent droit *h* se perdait dans le canal déférent gauche *b;* de la réunion de ces deux conduits résultait un canal unique *d* qui venait s'ouvrir dans l'urètre. Il y avait de plus absence de la moitié droite de la prostate et de la glande de Cowper droite. (*Voy.* p. 92.)

   a. Vessie.
   b. Canal déférent gauche.
   c. Uretère gauche.
   d. Canal éjaculateur gauche.
   e. Moitié gauche de la prostate. La moitié droite manque.

[*Planche XIV* — *Suite*]

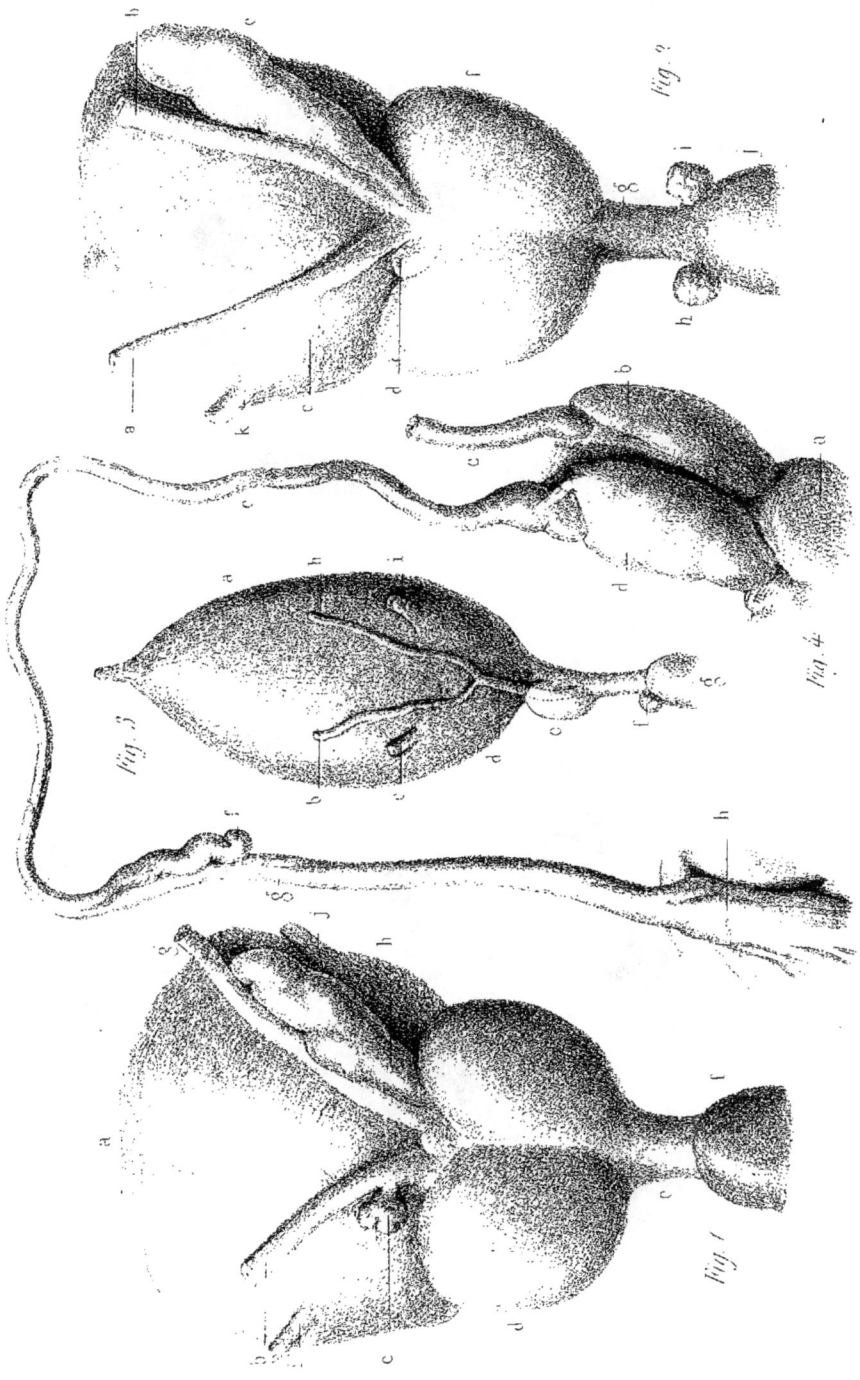

Fig. 2.

Fig. 4.

Fig. 3.

Fig. 1.

Imp. Becquet, Paris.

f. Glande de Cowper gauche. La glande de Cowper droite fait défaut.
g. Bulbe de l'urètre.
h. Canal déférent droit.
i. Uretère droit.

Fig. 4.

Organes génitaux d'un homme de 71 ans, chez lequel, à droite, l'appareil séminal était complet, mais à gauche, le testicule, l'épididyme et une partie du canal déférent faisaient défaut. Comme on le voit, le canal déférent *e,* partant de la vésicule séminale *d,* venait se terminer en un cul-de-sac arrondi *f,* presque vis-à-vis de l'anneau extérieur du canal inguinal. (*Voy.* p. 33.)

a. Prostate.
b. Vésicule séminale droite.
c. Canal déférent droit dont une partie seule est représentée.
d. Vésicule séminale gauche.
e. Canal déférent gauche.
f. Terminaison du canal déférent gauche en un cul-de-sac arrondi.
g. Cordon spermatique gauche.
h. Extrémité inférieure du cordon spermatique qui adhérait au tissu cellulaire sous-scrotal.

FIN DE L'EXPLICATION DES PLANCHES.

ERRATA.

Page 63, ligne 3 : salle Saint-Janvier, nº 51, *lisez* salle Sainte-Jeanne, nº 51.

Page 63, ligne 31 : nº 195, *lisez* nº 9.

Planche IX (Explication de la), ligne 8 : il n'y avait ni testicule ni l'ovaire, *lisez* il n'y avait ni testicule ni ovaire.

TABLE ANALYTIQUE DES MATIÈRES

*

ABSENCE CONGÉNIALE DU CANAL EXCRÉTEUR ET DU RÉSERVOIR
DE LA SEMENCE, LE TESTICULE EXISTANT.

FIN DE LA TABLE ANALYTIQUE DES MATIÈRES.

TABLE ALPHABÉTIQUE

DES

MATIÈRES ET DES NOMS CITÉS DANS CE MÉMOIRE.

FIN DE LA TABLE ALPHABÉTIQUE DES MATIÈRES ET DES NOMS CITÉS.

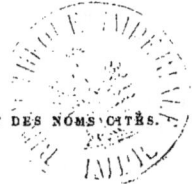

PARIS. — IMPRIMERIE DE J. CLAYE, RUE SAINT-BENOIT, 7.

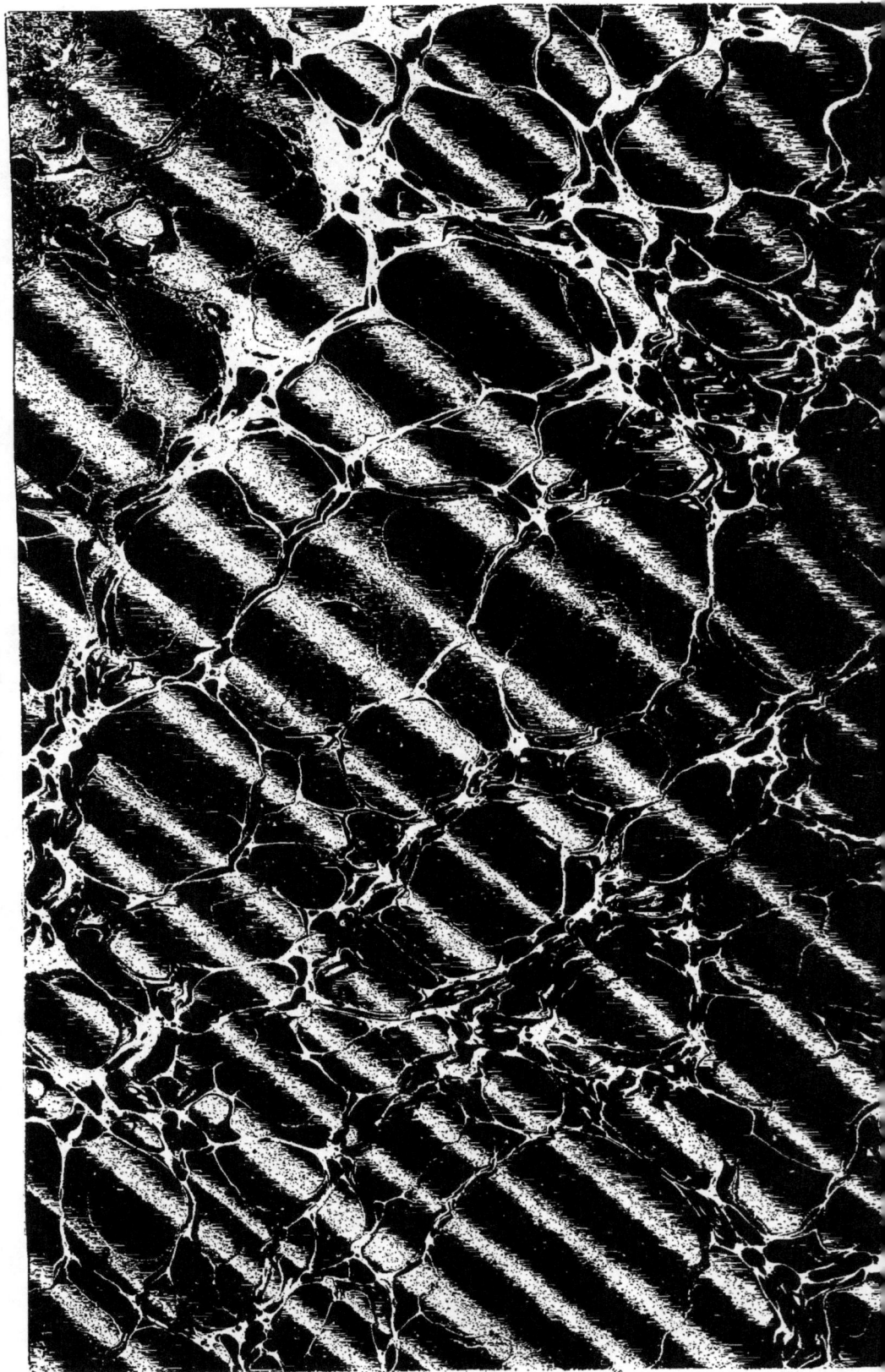

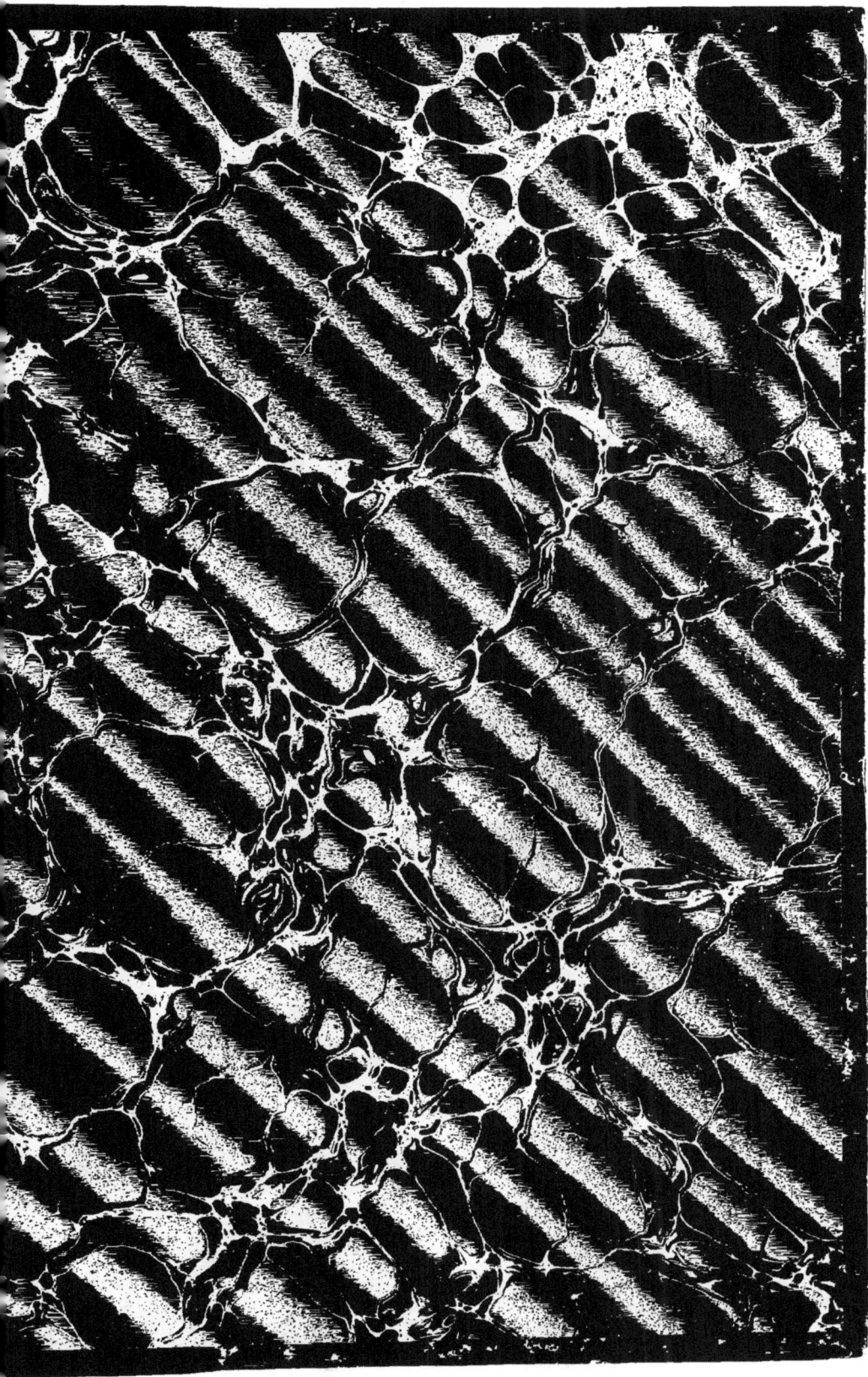

www.ingramcontent.com/pod-product-compliance
Lightning Source LLC
Chambersburg PA
CBHW031327210326
41519CB00048B/3493